研修医ほか
すべての医療従事者が知っておきたい！

😟 ビフォー　アフター 😊 でわかる

医療現場の
コミュニケーション

精神症状をもつ患者に出会ったら

著　井上 真一郎

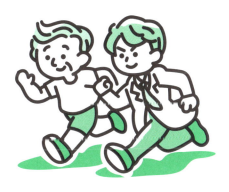

Kinpodo

はじめに

　「精神症状を認める患者さんの評価や対応方法は、精神科病院または精神科病棟の医療スタッフさえ知っておけばよい」
　このように思っているかもしれませんが、実は大きな間違いです……。
　一般病院で、精神症状を認める患者さんの評価や対応が求められるケースには、以下の 2 つがあります。

> 1．身体疾患の治療や検査目的で一般病院に入院し、経過中に精神症状をきたしたケース
> 2．もともと精神疾患があり、身体疾患の治療や検査目的で一般病院に入院したケース

　まず 1 では、がんの告知を受けてひどく落ち込んでいる患者さんや、消化管の手術後に不眠や不穏を認める患者さんなどが挙げられます。そして 2 には、例えば多発骨折をきたした統合失調症の患者さんや、切迫早産を認めたパニック障害の妊婦さんなどが含まれます。
　このように、一般病院や一般病棟に入院した患者さんでも精神症状を認めることは多いため、すべての医療スタッフがその評価や対応方法について、十分知っておく必要があると言えるでしょう。
　もしかすると、「院内の精神科医に相談すればいいのでは？」と思う方がいるかもしれません。ただし、全国の一般病院のうち、常勤の精神科医がいるのはたったの 10％で、その大半は精神科医にコンサルトできないという厳しい現実があります。
　そこで本書では、一般病院の医療スタッフが知っておきたい精神症状の評価や対応方法について、コミュニケーションを切り口として具体的に解説しました。リエゾン精神医学を専門とする著者と一般病院の医療スタッフとの対話形式になっており、また悪い対応と良い対応が対比できるよう「ビフォー＆アフター」で構成するなど、さまざまな趣向をこらしました。
　一般病院に勤務する多くの方々、そして医師だけでなく多職種の方々に、ぜひお読みいただければ幸いです。

新見公立大学 健康科学部 看護学科

井上 真一郎

目　次

第1章　ビフォー＆アフターでわかる！患者とのコミュニケーションで大切にしたい7つのこと

① 「そうなんです」を引き出す・・・・・・・・・・・・・・・・・・・・・・・・・・・・・2

② 気がかりの尋ね方やタイミングを工夫する・・・・・・・・・・・・・・8

③ 想像力を磨く・・・・・・・・・・・・・・・・・・・・・・・・・・・・・・・・・・・・・・・16

④ 同じ空間に「第三者」の存在を想定する・・・・・・・・・・・・・・・21

⑤ 発達障害の視点で眺めてみる・・・・・・・・・・・・・・・・・・・・・・・26

⑥ 治そうとしない・・・・・・・・・・・・・・・・・・・・・・・・・・・・・・・・・・・・30

⑦ いつも心にユーモアを・・・・・・・・・・・・・・・・・・・・・・・・・・・・・36

番外編　家族とのコミュニケーションで気をつけたいこと・・・・・・・40

第2章　ビフォー＆アフターでわかる！対応に悩むケースでの効果的なコミュニケーション

① 怒っている・・・・・・・・・・・・・・・・・・・・・・・・・・・・・・・・・・・・・・・46

② 話が長い・・62

③ 幻覚や妄想を訴える・・・・・・・・・・・・・・・・・・・・・・・・・・・・・・73

④ つらさがある／不安が強い・・・・・・・・・・・・・・・・・・・・・・・・84

⑤ 拒否的である・・・・・・・・・・・・・・・・・・・・・・・・・・・・・・・・・・・107

iii

第3章　ビフォー＆アフターでわかる！実臨床における説明方法の一工夫

1. 睡眠衛生指導について・・・・・・・・・・・・・・・・・・・・・・・・・・・・・122
2. せん妄の伝え方・・・・・・・・・・・・・・・・・・・・・・・・・・・・・・・・・128
3. 発達障害の特性が強い患者への検査結果の伝え方・・・・・・・135
4. 睡眠薬を減量・中止する際の提案方法・・・・・・・・・・・・・・・139
5. 悪い知らせの伝え方・・・・・・・・・・・・・・・・・・・・・・・・・・・・145
6. アルコール依存症が疑われる患者をいかに精神科外来受診につなげるか・・・・・・・・・・・・・・・・・・・・・・・・・・・・・・・・・149
7. かかりつけの精神科医に情報提供書を依頼する方法・・・・・154

1ページでわかる！　精神疾患のエッセンス

1. 統合失調症・・・・・・・・・・・・・・・・・・・・・・・・・・・・・・・・・・・・43
2. うつ病・・・・・・・・・・・・・・・・・・・・・・・・・・・・・・・・・・・・・・・44
3. 認知症・・・・・・・・・・・・・・・・・・・・・・・・・・・・・・・・・・・・・119
4. アルコール依存症・・・・・・・・・・・・・・・・・・・・・・・・・・・・・120
5. 摂食障害・・・・・・・・・・・・・・・・・・・・・・・・・・・・・・・・・・・158

索引・・160

第1章

ビフォー＆アフターでわかる！
患者とのコミュニケーションで
大切にしたい7つのこと

井上 第1章では、患者さんとのコミュニケーションで、私自身が意識していることや大切にしていることについてお話ししたいと思います。

研修医 先生は、本を読んで勉強することが多いのでしょうか？

井上 私の場合、本よりも先輩や同僚、そして後輩の医師から多くのことを学んできました。なかでも「雑談」は特に大事と感じています。何気ない会話やちょっと聞きかじったことのなかに、本などからは得られない、実臨床に活かせる貴重なヒントや気づきがたくさん散りばめられているのです。

研修医 経験を踏まえた実践知って、とても重要ですよね。

井上 あと、患者さんからは、今もたくさんのことを学んでいます。先日、長く診ている患者さんから「先生はいつも『最近の調子はどうですか？』って聞くけど、何の調子のことかよくわからないので、実は答えにくいんです」と言われて、ハッとしました。

研修医 学生時代、「診察は、まずオープン・クエスチョンから入るように」と習いました……。

井上 私もそこに何の疑問も感じていませんでしたが、患者さんに言われてからは、「この1か月で、特に気になったことを教えてください」などと焦点を絞って聞くようにしています。

研修医 確かに、そう尋ねたほうが答えやすそうですね。先日読んだ本に、「医師は初診の患者さんに対して、まず『今日はどうされましたか？』と尋ねがちだが、必ず問診票があるので、それを見ながら『3日前から熱が出ているんですね。しんどいですね』といった会話から始めるほうが自然だ」と書いてありました[1]。

井上 自分の診察スタイルについて、定期的に客観視することが大切だと思います。では、早速始めましょう！

[文献]

1) 山本健人. もったいない患者対応：じほう；2020. p122-3.

① 「そうなんです」を引き出す

研修医 先生は、患者さんとやりとりをする際、どのようなことに気をつけていますか？

井上 第1章では、私自身の経験を踏まえて、患者さんとのコミュニケーションで大切にしていることを7つお伝えしましょう。まず1つ目ですが、私は患者さんからいかに多くの「そうなんです」を引き出すか、を意識しています。

研修医 どういうことでしょうか？

井上 私が精神科医としてデビューした1年目、指導医の先生から多くの助言をいただきました。そのなかで、最も印象に残ったアドバイスの1つが、「患者さんから『そうなんです』という言葉をたくさん引き出しなさい」というものでした。

研修医 簡単なようで、難しそうですね……。

井上 当時はそこまで気に留めていなかったのですが、ある時からふと、「共感とは、患者さんからの『そうなんです』を引き出すことではないだろうか？」と思うようになりました。

研修医 確かに、患者さんから「そうなんです」と言われたら、距離がグッと縮まったような気持ちになります。

井上 そうですよね。患者さんとのやりとりは、まず相手の訴えを十分「聴く」ことから始めます。「聴く」と「聞く」は、違う漢字を書くだけでなく、実はそのニュアンスも大きく異なります。

研修医 言われてみれば、「聞く」という漢字には「耳」しかありませんが、「聴く」のほうには「耳」と「目」、そして「心」が含まれているんですね（図1-1）。

聴く

耳＋目と心

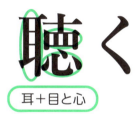

図 1-1 訴えを「聴く」とは……

井　上　よいところに気がつきましたね。患者さんの訴えを「聴く」というのは、単に「耳」を傾けるだけでなく、「目」で相手の表情や仕草を見ること、そして「心」でその気持ちを想像することです。このように、全身を総動員して訴えを聴くことで、多くの情報を得ることができるだけでなく、患者さんの気持ちを一生懸命に理解しようとしている姿勢が相手に伝わります。

研修医　なるほど。そして患者さんが「自分の気持ちをわかってもらえた」と感じた時、思わず「そうなんです」という言葉が出るわけですね。

井　上　まさに、その通りです。では、1つ例を挙げてみましょう。

😟 Before

> 42歳女性。卵巣がんの治療目的で入院となったが、主治医から「抗がん剤が効いていない」との説明を受けた。その後から思い悩んでいる様子が見られていたが、ある日、看護師がベッドサイドに行った際、「先生から、抗がん剤が効いていないと言われました。あんなに頑張ったのに……。私、もう治らないのでしょうか……？」とつぶやいた。看護師は、「治るかどうかは、私にもハッキリわからないので……。先生によく尋ねてくださいね。でも、最近はいろいろな治療法がありますよ」とやさしく声をかけたが、患者はため息をついて布団をかぶってしまった。

研修医　この患者さん、とてもつらそうですね……。看護師さんの声かけがよくなかったのでしょうか？

井　上　看護師さんは、とても誠実な対応をされたと思いますし、決して責めるべきではありません。ただ、声かけをさらに工夫すれば、

もしかすると違った流れになったかもしれません。

研修医 ぜひ教えてください！

井　上 この患者さんのように「私、もう治らないのでしょうか？」と言われた場合、先生ならどのような返事をしますか？

研修医 すごく難しいですよね。「治りますよ」って言ってあげたいですけど、いい加減なことは言えませんし……。でも、ハッキリ「治りません」とも言えないですよね……。

井　上 この「私、もう治らないのでしょうか？」という質問はクローズド・クエスチョンの形式なので、一見すると患者さんは「治るか／治らないか」を尋ねているように思えます。ただし、今回は必ずしも「Yes ／ No」で答えるべきではありません。

研修医 えっ？　どうしてですか？？

井　上 逆に、1 つ質問をさせてください。「私、もう治らないのでしょうか？」と聞かれたら、なぜ困るのだと思いますか？

研修医 患者さんはとてもつらそうですが、返事によってはさらに傷つくかもしれないと思ったからです。

井　上 よいところに気がつきましたね。返事に困る質問の多くに、何らかの強い感情が乗っかっています。

研修医 なるほど。だからこそ困ったわけですね。

井　上 患者さんは、治るか治らないかを確認したいのではなく、強い感情があふれ出して、そのような質問になった可能性があります。その場合、Yes ／ No で答えるのではなく、まずは患者さんの感情をしっかり受け止めることが大切です。患者さんの訴えを、耳だけでなく目や心を総動員しながら聴きます。話の内容だけでなく、表情や口調、仕草、患者さんが置かれた状況、これまでの経過、患者さんの性格や大切にしていることなどから、その気持ちを想像してみましょう。

研修医 「思い悩んでいる様子」とあったので、患者さんは不安が強いのかもしれません。

井　上 もし「不安」という感情をキャッチしたら、その感情にチャンネルを合わせることです。「今は、『もう治らないのでは』と、不安に感じておられるんですね」などと声をかけながら、その感情を受け止め、支えていくことがポイントになります。

4

42歳女性。卵巣がんの治療目的で入院となったが、主治医から「抗がん剤が効いていない」との説明を受けた。その後から思い悩んでいる様子が見られていたが、ある日、看護師がベッドサイドに行った際、「先生から、抗がん剤が効いていないと言われました。あんなに頑張ったのに……。私、もう治らないのでしょうか……？」とつぶやいた。看護師は、患者の表情や口調、仕草だけでなく、置かれた状況やこれまでの経過、患者の性格や大切にしていることなどから、患者は強い不安を抱えていると考え、「本当によく頑張ってこられましたよね。今は、『もう治らないんじゃないか？』と、不安に感じておられるのですね」と声をかけたところ、「そうなんです。私はもう、死ぬのを待つだけなのでしょうか？」と患者は尋ねてきた。そこで看護師は、「『死を待つだけではないか』と、不安なお気持ちなのですね」と返したところ、患者は「そうなんです……」と涙ながらに語り出した。

研修医　先生が言われたように、患者さんの感情にチャンネルを合わせて声をかけたことで、その後も対話が続くようになりました。そして、このやりとりをよく見ると、看護師さんは患者さんから、多くの「そうなんです」を引き出すことができていますね。

井　上　まさにその通りです。先ほど「共感」という言葉を出しました。共感というのは、①相手の感情を想像し、自分も同じように感じてみようとするだけでなく、②同じように感じてみようとしていることを相手に伝える、という一連の流れです。ここで気をつけないといけないのは、①だけでは相手に伝わらないということです。そう考えると、②のプロセスで態度や表情だけでなく、言葉として伝えることはとても重要だと思います。そして、この共感がうまくいくと、相手からの「そうなんです」が増えるように感じています。

研修医　確かに「この人にわかってもらえた」と思うと、自然と「そうなんです！」って言いたくなりますよね（図1-2）。

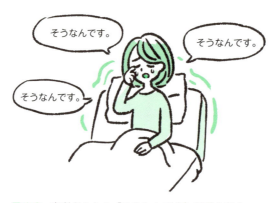

図 1-2　患者さんから「そうなんです」を引き出す

井上　そうなんです（笑）。「自分のことを気にかけてくれる人がいる」というのが、患者さんにとって心の支えやエネルギーとなります。特に心や身体が弱っている時などは、なおさらですよね。

研修医　とてもよくわかりました。共感ってとても難しいですよね……。少し前ですが、患者さんから「転んでから腰が痛くなって、つらくて、つらくて……」と言われたので、共感のつもりで「それ、わかります！ 私も転んだ時、すごく痛かったです」と言ったら、「そんな軽々しく言わないでほしい」と怒られてしまったことがあります。

井上　それは「共感」ではなく「同感」ですね。例えば「がまん強い〇〇さんが『痛かった』と感じたというのは、よっぽどのことだったんでしょうね」というように言えばよかったかもしれませんね。

研修医　なるほど。「共感」と「同感」は違うのですね。最後に、1つ質問です。こちらが「不安」と考えてそれに対して声をかけたものの「そうなんです」といった返事はなく、表情などからも「不安」ではなかったと感じた場合、どうすればよいのでしょうか？

井上　今回のケースでも、もしかすると不安より怒りの気持ちのほうが強いかもしれません。「つらい副作用を乗り越えて頑張ってきたのに、なぜこんな結末になるの？」という気持ちになったとしても、十分理解できますよね。

研修医　確かにそうですね。では、「悔しいお気持ちなのですね」といった声かけをすればよいのでしょうか？

井上 それでもよいのですが、これをハズしてしまうと、患者さんは「わかってもらえないなら、もういいです」という気持ちになってしまうかもしれません。続けて2回失敗すると、3回目はないかも……。私であれば、ダイレクトに尋ねますね。

研修医 どういうことでしょうか？

井上 「とてもつらそうだったので、不安に感じておられるかと思ったのですが……。改めて、今、どのようなお気持ちか、教えていただけますか？」という感じです。「答え」は患者さんがもっていますから。

研修医 なるほど。そのように尋ねれば、ズレることはないですよね。すごく勉強になりました。今回学んだことを、自分なりにまとめておこうと思います！

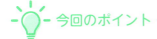

今回のポイント

1．患者さんの訴えは、「聞く」のではなく「聴く」。耳だけでなく、目と心を用いるなど、全身を使うことが大切である。
2．返事に困る質問をされた場合、そこに強い感情が乗っかっていることがある。患者さんの訴えを十分「聴いた」上で、その感情にチャンネルを合わせた声かけを行うとよい。
3．共感とは、①相手の感情を想像し、自分も同じように感じてみようとする、②同じように感じてみようとしていることを相手に伝える、という一連のプロセスである。
4．共感がうまくいくと、結果的に患者さんから「そうなんです」という言葉をたくさん引き出すことにつながる。
5．「私はあなたのことを、いつも気にかけている」というメッセージを伝えることが大切である。

気がかりの尋ね方やタイミングを工夫する

井 上　ところで、先生は「緩和ケア研修会」を受講したことがありますか？

研修医　はい。ちょうど先月受けたばかりです。

井 上　そうでしたか。全国のがん診療連携拠点病院では、がん医療の均てん化を目的として、定期的に緩和ケア研修会が開催されています。その学習内容の1つとして、「コミュニケーション」が必須になっています。

研修医　研修会の前に e-learning で勉強しましたが、正直あまり覚えていません（苦笑）。

井 上　学習量が多いので、一度に覚えるのは難しいですよね。このコミュニケーションのセッションには、次のようなスライドがあります（図1-3）。

基本的なコミュニケーション技術
共感するスキル

- 気持ちを受け止める
  - 患者の気持ちを繰り返す
  「・・・（沈黙）・・・死にたいくらいつらいのですね」
- 沈黙（5-10秒）を積極的に使う
  - 患者が目を上げ、発言するのを待つ
- 気持ちや今後の気がかりを探る
  「ご心配を教えていただけますか？」
  「今後の生活について、気がかりがありますか？」
- 患者の背景と気持ちがつながれば、気持ちが理解できるものであることを明確に伝える
  「そんな症状の中でお仕事をされてさぞつらかったでしょう」
  「皆さんそのように思われますよ」
  「多くの患者さんも同じような経験をされるんですよ」

（日本緩和医療学会 PEACE プロジェクトのスライドより）

図1-3　がん医療における基本的なコミュニケーション技術

研修医　前回、先生に教えていただいた「共感」について解説されていますね。

井　上　その通りです。なかでも、気持ちや気がかりを探る場合の例として、「ご心配を教えていただけますか？」という質問が紹介されています。

研修医　私も、患者さんにはなるべく「気になることはありますか？」と尋ねるようにしています。

井　上　患者さんの気がかりを探ることは、とても大切ですよね。では、今回も例を挙げてみましょう。

😟 Before

　44歳男性。肺がんの治療目的で入院となったが、抗がん剤の開始後から吐き気や倦怠感を認めた。医師が訪室し、ベッドサイドで「調子はどうですか？」「吐き気はどうですか？」「先週と比べて身体のだるさはどうですか？」などと尋ね、スムーズなやりとりがなされた。診察の最後に、「何か気になることはありますか？」と問いかけたが、患者は「……。今のところ、大丈夫です」と答えたため、医師は「では、また来るようにしますね」と告げて部屋を後にした。

井　上　一見すると、特に問題のないやりとりに見えますが、少し工夫をするだけで情報量が大きく変わってきます。今回は「気がかり」をテーマに、私が意識していることについて、3つほどお話ししましょう。

研修医　ぜひ教えてください！

#1 「気になることはありますか？」とは尋ねない

研修医　これ、どういうことでしょうか？

井　上　あまり意識されていないかもしれませんが、「気になることはありますか？」という質問は、いわゆるクロ　ズド・クエスチョンです。前回も出てきましたが、クローズド・クエスチョンとは、どのような質問のことでしょうか？

研修医　Yes ／ No で答える質問のことです。

井　上　その通りです。診察場面では、「眠れていますか？」「痛みはありますか？」というように、とてもよく用いられます。クローズド・

クエスチョンは、こちらが欲しい情報をダイレクトに得ることができるものの、最初から使ったり多用しすぎたりすると患者さんにとって返答の自由度が少なくなるため、医療スタッフとしてもその考えや気持ちを把握しにくくなります。そこで、特に最初は「ここ数日の調子はいかがですか？」などとオープン・クエスチョンで尋ね、その後欲しい情報に焦点を絞りながら尋ねていくのが一般的です。

(研修医) なるほど。これまで私は、どこかオープン・クエスチョンのつもりで、「気になることはありますか？」と尋ねていました……。あまりよくなかったのでしょうか？

(井上) 必ずしも悪いわけではありませんが、もし患者さんがすぐに気がかりを思いつかなかった場合、今回のケースのように「……。特にないです」「……。今のところ、大丈夫です」といった返事になってしまうかもしれません。

(研修医) そうなると、やりとりはそこで終わってしまいますね。私としては「患者さんの気がかりはちゃんと聞いたし、特に何もなくてよかった」などと、どこか安心していました。

(井上) ところで、先生の今の気がかりはどのようなことですか？

(研修医) えっ？　私ですか？？　そうですね……。実は、来月学会で発表しなければいけないんですけど、その準備がまだできていないので、すごく気になっています。

(井上) それは大変ですね……。まだ時間はあるので、頑張ってください！話は戻りますが、先生にも、気がかりの１つや２つはあるということですよね。ましてや、病気を抱えた患者さんの場合、「検査結果はどうか？」「病気はいつ治るのか？」「家族は元気にしているか？」「仕事は続けられるのか？」など、たくさんの気がかりがあるハズです（図 1-4）。

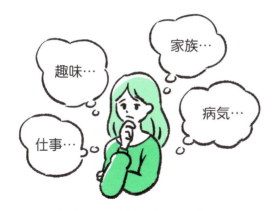

図 1-4 「気がかり」は介入のヒントになる

研修医　確かにそうですね。では、どのように尋ねればよいのでしょうか？

井上　さっき私が先生に尋ねたように、「どのようなことが気がかりですか？」とオープン・クエスチョンを用いることです。「どんな人でも気がかりを抱えている」ことを前提として、「気がかりがあることはわかっているが、その内容を具体的に知りたい」というニュアンスで尋ねるのがよいと思います。

研修医　なるほど。そうすれば、患者さんは気がかりをすぐに思いつかなくても、「何が気がかりだろうか？」と、あれこれ考えるわけですね。

井上　その通りです。そして、その質問で得られた「気がかり」から、患者さんが大切にしていることや価値観などが見えてくれば、それを治療やケアに活かすことができます。

研修医　尋ね方を一工夫するだけで、得られる情報が大きく変わってくるのですね。

井上　ただし、同じ人でも「気がかり」の内容は、経過や状況とともに変化していくものです。そこで、一度尋ねたらそこで終わりではなく、日を置いてまた尋ねてみることも重要です。

研修医　わかりました。「前にお尋ねした時は『○○が心配　　』と言われていましたが、今はいかがでしょうか？」など、定期的に確認していきたいと思います！

#2 返事につまる人には、いくつかの具体例を示す

井上 次に、「どのようなことが気がかりですか？」と尋ねた時、患者さんから「気がかりですか？ えっと……」と言われた場合を考えてみましょう。先生なら、どうしますか？

研修医 そうですね。まずは、しばらく返事を待つようにします。

井上 決して急かすのではなく、相手のペースに合わせるということですね。医師は沈黙の時間が苦手で、すぐ口をはさみがちになるので、その対応は素晴らしいと思います。では、しばらくたっても返事がない時は、どうしましょうか？

研修医 その場合、「また気がかりがあれば教えてくださいね」のように声をかけると思います。

井上 パーフェクトです！ ただし、さっきお話したように、どんな人でも必ず気がかりを抱えているわけですから、聞き方をさらに工夫すればもっとよいかもしれません。

研修医 ぜひ教えてください。

井上 少し話は変わりますが、患者さんに不眠が見られた場合、医師はまずその原因を探ります。決して「不眠＝睡眠薬」ではなく、その原因を取り除くことが最優先です。では、不眠の患者さんに対して、眠れない原因をどのように尋ねればよいでしょうか？

研修医 私は「眠れない原因で、何か思い当たることはありますか？」と聞くようにしています。

井上 オープン・クエスチョンで聞くのですね。患者さんの反応はどうでしょうか？

研修医 そうですね。具体的な返事はないことが多いです。

井上 そうなんです。その主な理由は、患者さんは不眠の原因にどのようなものがあるか、ほとんどご存じないからです。それに対して、医師は不眠の原因を山ほど知っています。例えば、環境変化や室温などの生理的要因、痛みや痒みなどの身体的要因のほか、ステロイドによる薬剤性の不眠もあれば、背景にうつ病があって不眠をきたしているケース、ストレスなどの心理的要因で眠れないこともありますよね（表 1-1）。

表 1-1　不眠の主な原因

生理	環境変化、生活習慣、明るさ、騒音、温度など
身体	痛み、嘔気・嘔吐、呼吸困難、掻痒感、倦怠感、腹部膨満感、発熱、頻尿、透析、睡眠時無呼吸症候群、レストレスレッグス症候群など
薬	ステロイド、オピオイド、利尿薬、向精神薬、離脱（アルコールやベンゾジアゼピン受容体作動薬）、アルコール、カフェイン（コーヒーやお茶）など
精神疾患	うつ病、適応障害、不安障害、せん妄など
心理	ストレスや不安（病気、生活、仕事、人間関係）など

研修医　医師と患者さんの間には、その知識に大きなギャップがあるということですね。

井　上　そこで、「眠れない原因で、何か思い当たることはありますか？」と聞くだけでなく、「例えば、環境が変わったとか、身体が痛いとか、新しい薬を飲み始めてからとか、何か気になることがあるとか……？」など、いくつか具体例を挙げながら尋ねるのがよいと思います。

研修医　なるほど。それが、今回の話につながるのですね。

井　上　その通りです。「気がかり」について、まずはオープン・クエスチョンで尋ね、しばらく待っても返事がない場合、「患者さんによっては、検査結果が心配という方もいれば、新しく始めた事業のことが気になる方など、病気のことだけでなく仕事や生活のことが気がかりという場合もあるようです。いかがでしょうか？」と尋ねることです。

研修医　具体例があると患者さんはイメージできるので、答えやすくなるというわけですね。とてもよくわかりました！

#3　やりとりの最後ではなく、途中で尋ねる

研修医　私は、いつも診察の最後に気がかりを尋ねているのですが、これはよくないのでしょうか？

井　上　それが、まさに3つ目のポイントです。医師にとって、「気にな

ることはありますか？」「言い残したことはありませんか？」というのは、無意識に締めの常套句となっていることがあります。

（研修医）「特にないです」と言われたら、そこで診察は終わりになりますよね。どこか、自己満足だったのかもしれません。

（井　上）患者さんはこちらの様子をよく見ているので、医師がそろそろ診察を終えようとしている雰囲気を敏感に察知します。一方、医師はというと、自然と腕時計や廊下のほうに目をやったり、身体の向きを変えたりといったことがあるかもしれません。そのようなタイミングで「気がかり」を尋ねられても、「先生、次の予定があるんだろうな……。あまり長々と話もできないな……」などと空気を読んで、「特にないです」という返事になってしまいがちです。

（研修医）ということは、もっと早い段階で尋ねるべきなのですね。

（井　上）それがよいと思います。なるべく診察の最初のほうか中盤くらいに尋ねるようにして、それを深掘りしてみましょう。そうすることで、繰り返しになりますが、患者さんが大切にしていることが見えてくるハズです。

😊 After ✨

　44歳男性。肺がんの治療目的で入院となったが、抗がん剤の開始後から吐き気や倦怠感を認めた。医師が訪室し、ベッドサイドで「調子はどうですか？」「吐き気はどうですか？」「先週と比べて身体のだるさはどうですか？」などと尋ね、スムーズなやりとりがなされた。診察の早い段階で、医師は「どのようなことが気がかりですか？」と患者に尋ねた。患者は「気がかりですか？　そうですねぇ……」と返事をしたため、医師はしばらく黙ってその後の言葉を待った。ただし、患者は返事に困る様子だったため、「患者さんによっては、検査結果が心配という方もいれば、新しく始めた事業のことが気になる方など、病気のことだけでなく仕事や生活のことが気がかりという場合もあるようです。いかがでしょうか？」と尋ねたところ、「そう言われると、病気のことも確かに心配ですが、子供がまだ2人とも小学生なので、どのように伝えるかが気になっています」と答えた。そこで、「それは気になりますよね。同じように、小さいお子さんに病気をどのよう伝えるか、気になってい

る方もおられます。もしよろしければ、そのあたりのことをよく経験している先生にご相談してみるのはいかがでしょうか？」と提案したところ、「それは心強いです。ぜひお願いします」と答えため、医師は緩和ケアチームへ相談することにした。

（研修医）　とてもよくわかりました。例えば終末期の患者さんで、病気を完全に治すための治療は難しくても、その人の気がかりがわかれば、それを少しでも取り除けるように多職種で支えていくこともできますよね。

（井　上）　その通りです。先生も、ぜひ尋ね方を工夫してみてください！

今回のポイント

1. 患者さんの「気がかり」を探る際には、「気になることはありますか？」ではなく、「どのようなことが気がかりですか？」とオープン・クエスチョンで尋ねる。
2. すぐに返事が返ってこない場合でも、焦ることなく、相手のペースに合わせて、しばらく待つことが大切である。
3. 患者さんが返事につまる場合、気がかりの具体例をいくつか挙げて、イメージしやすくする。
4. 「気がかり」は、診察の最後ではなく始めのほうで尋ね、場合によっては深く掘り下げて話し合うことが必要である。
5. 「気がかり」がわかると、その人が何を大切にしているかが見えてきて、治療やケアに活かすことができる。

3 想像力を磨く

井 上　今回は、「想像力を磨く」という話をしたいと思います。
研修医　よろしくお願いします！
井 上　最近は、入院患者さんの高齢化がどんどん進んでいますね。
研修医　私の担当している患者さんも、平均年齢は80歳くらいです。
井 上　高齢は認知症の強いリスク因子なので、認知症の人が一般病院に入院することもずいぶん増えました。先生は「BPSD」を知っていますか？
研修医　精神科をまわった時に教えてもらいました。認知症の人に見られる、徘徊やイライラなどのことですよね。
井 上　「Behavioral and Psychological Symptoms of Dementia」の略で、日本語では「行動・心理症状」と訳されています（図1-5）。ただ残念ながら、多くの医療現場では「問題行動」や「迷惑行為」などと呼ばれており、安易な精神病薬投与や身体拘束につながっています。では、例を挙げてみましょう。

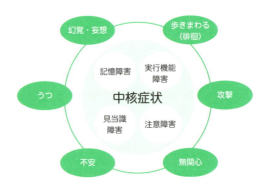

図1-5　認知症の中核症状と行動・心理症状（BPSD）

😞 Before

　78歳男性。内服薬は認知症治療薬のドネペジル（アリセプト®）のみ
である。軽症の腰椎圧迫骨折でリハビリテーションを目的に入院となっ
たが、夜になって落ち着きがなくなり、ベッドから降りて廊下を歩きま
わる様子が見られた。担当看護師が、「安静にしてもらわないと困りま
す！」と大声で伝えたところ、ほどなくして怒り出してしまったため、
ただちに身体拘束を行った。

井　上　第3章でも出てきますが、認知症の人が入院してこのようなエ
　　　　ピソードが見られた場合、BPSDではなくせん妄の可能性があ
　　　　ります。せん妄は、原因を取り除けば治る可能性があるため、ま
　　　　ずはせん妄の有無を評価しなければなりません。

研修医　せん妄は、身体疾患や薬剤、手術などが原因で起こりますよね。

井　上　その通りです。この患者さん、内服薬は認知症治療薬のみで、手
　　　　術もしていません。身体疾患として、腰椎圧迫骨折がせん妄の原
　　　　因となった可能性はありますが、軽症でもあることから、BPSD
　　　　と考えてよいでしょう。

研修医　ということは、BPSDによる徘徊や易怒性という評価になりま
　　　　すね。

井　上　その通りですが、「徘徊」という表現には、少し注意が必要です。

研修医　どういうことでしょうか？

井　上　「徘徊」という言葉を辞書（大辞林）で調べると、「さしたるあて
　　　　もなく、うろうろと歩きまわること」と書かれています。認知症
　　　　の人が歩きまわっているのは、はたして「徘徊」と言えるでしょ
　　　　うか？

研修医　なるほど。先生が言いたいのは、認知症の人は、わけもなく歩き
　　　　まわっているのではない、ということですね。

井　上　まさにその通りで、認知症の人が歩きまわるのには、必ず何らか
　　　　の理由や目的があります。われわれ医療スタッフは、それを前提
　　　　として、適切な評価や対応を行うことが重要です。

研修医　この看護師さんは、十分にアセスメントすることなく、結果とし
　　　　て身体拘束につながってしまいました。

井上　では、どうすればよかったかを考えてみましょう。次のイラストを見てください。

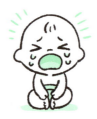

研修医　可愛い赤ちゃんが、大泣きしていますね。
井上　なんとかしてあげたくなりますね。先生なら、どのように対応しますか？
研修医　私には子育ての経験がないので、なかなか難しいですね……。
井上　そうかもしれませんが、いくら大声で泣いているとはいえ、決して薬を飲ませたり、身体を縛ったりはしません。まずは、泣いている理由を探りますよね。
研修医　赤ちゃんが教えてくれたらいいんですが（苦笑）。
井上　赤ちゃんは言葉を話せないので、残念ながら、その理由を教えてくれません。そこで、泣いている理由を、われわれのほうで想像する必要があります。例えば……。

「おなかがすいたのかな……？」
「眠くてグズっているんだろうか……？」
「もしかして、どこかで頭でもぶつけた……？」
「お兄ちゃんにおもちゃをとられたのかも……？」

研修医　いろいろあるんですね。
井上　このように考えられる理由をいくつか挙げて、可能性の高そうなものから順に、1つずつ対応していきます。例えば、ミルクをあげてからずいぶん時間がたっているようであれば、試しにミルクを与えてみます。泣き声から眠そうな印象を受けた場合は、抱っこして子守歌を唄います。
研修医　なるほど！　認知症の人の場合でも、これと同じことをすればよいのですね。

井　上　その通りです。認知症の人に見られるBPSDは、例えば痛みや便秘、尿意などの身体症状が原因となっていることがあります。

研修医　認知症のため、「痛みが強くてつらい」ことを医療スタッフにうまく伝えることができず、結果的に、それが歩きまわるという行動につながっているというわけですね。

井　上　医療スタッフにとって、BPSDは一見すると理解や対応に悩む言動ですが、その背景には必ず何らかの理由があります。BPSDは、「氷山モデル」で考えるとわかりやすいと思います（図1-6）。目の前の言動や症状だけにとらわれるのではなく、まずはその背景を探ることが大切です。それには、医療スタッフの知識や経験のほか、想像力が求められると言えるでしょう。

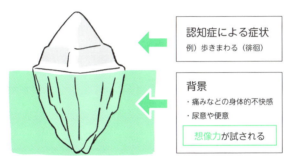

図1-6　氷山モデル

研修医　今回のテーマ「想像力を磨く」というのは、そのような意味だったのですね。

井　上　肺炎や喘息などと違って、認知症は医療スタッフの誰しもが、自身ではまだ経験したことのないものです。だからこそ、認知症の人の世界を「想像する」という視点は、治療やケアを行う上でとても重要だと思います。ただし、個人の知識や経験には限界もありますよね。そこで、なるべく多くの医療スタッフ、それも多職種が集まり、それぞれの知識や経験を踏まえて、たくさん知恵を出し合うのがよいでしょう。

After

　78歳男性。内服薬は認知症治療薬のドネペジル（アリセプト®）のみである。軽症の腰椎圧迫骨折でリハビリテーション目的に入院となったが、夜になって落ち着きがなくなり、ベッドから降りて廊下を歩きまわる様子が見られた。担当看護師は、ほかの看護師に相談したところ、「本人は何も言わないが、実は腰が痛いのではないか？」とのアドバイスがあり、患者をよく観察すると、時に顔をしかめるような表情が見られた。そこで、痛み止めの内服をすすめたところ次第に落ち着き、その後は朝まで眠れていた。

 今回のポイント

1. 認知症の人の「対応に悩ましい言動」には、必ず理由や目的がある。
2. ただし、認知症の人はその理由を明確に他者に伝えることが難しいため、医療スタッフには想像力を磨くことが求められる。
3. 個人の知識や経験には限界があるため、多職種で検討することが望ましい。

その言動には理由（わけ）がある

同じ空間に「第三者」の存在を想定する

研修医 ところで、先生の座右の銘は何ですか？
井上 唐突ですね（苦笑）。かつて座右の銘を聞かれて、「両目とも2.0」と答えたプロボクサーがいました。
研修医 左右の目……。
井上 私が大切にしているのは、「実るほど　頭を垂れる　稲穂かな」という諺です。
研修医 田んぼで育つ、稲穂のことですね。
井上 稲穂は大きくなると、徐々に穂先が垂れ下がっていきます。お辞儀をしているようなイメージですね（図1-7）。私自身、確実に歳だけはとってきたので少しずつ知識や経験は増えましたが、「できるようになった！」などと思い上がった気持ちがどこかにあると、そこで成長が止まってしまうと考えています。
研修医 なるほど。

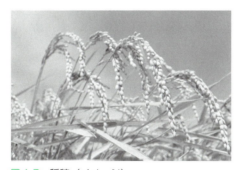

図1-7　稲穂（イメージ）

井上 私は岡山大学医学部を卒業後に精神科へ入局し、毎年「同門会」という精神科医の集まりに参加しています。そこには、若手からベテランまで幅広い年代の先生方が来られるのですが、70歳を超える大ベテランの方でも若い先生の発表に熱心に耳を傾け、時にメモをとったり質問をされたりしています。

研修医　そのお歳になってもですか……。すごいことですね。

井上　でも、おそらくその先生方にとっては、いたって普通のことなんでしょうね。人としても医師としても素晴らしい先生というのは、どれだけ知識や経験を積み重ねても、いかに立場が上がったとしても、常に「一生勉強」という考えをもっておられるのだと、毎回感動しています。

研修医　いい話を聴かせていただきました。やっぱり謙虚さというのはとても大切なんですね。時々、医療スタッフが患者さんを虐待したといったニュースを見ると、すごく悲しい気持ちになります。

井上　私は今、新見公立大学の看護学科で、精神医学を教えています。学生さんは看護師さんの卵ですが、みなさん純粋で目がキラキラしています。虐待をした医療スタッフも、仕事を始めた頃は、そんな考えをもっていなかったと思うんですよね。これは医療スタッフに限った話ではありませんが、年月を経るにつれて、だんだん謙虚さや初心というものを失ってしまうのかもしれません。

研修医　その点、先生が意識していることはありますか？

井上　外来でも病棟でも、患者さんと一対一の診察になることは多いのですが、いつも「今のこの診察を、ほかの人に見せることができるか？」と自問自答するようにしています。

研修医　見られて恥ずかしくない診察をしているか、ということですね。

井上　その通りです。そして、「自分の診察を見ている第三者」がそこにいることを想定すると、やりとりがより丁寧になるだけでなく、自分を客観視できるようになります。

研修医　ほかの人がいる前では、変に感情的になることもできないので、患者さんと冷静なやりとりができそうですね。

井上　あと、言葉の選び方にも、自然に注意を払うことができます。「スピーチロック」って、聞いたことはありますか？

研修医　初耳です。

井上　例えば、認知症の人に対して、言葉の力で否定や命令、叱責をすることです。スピーチロックは無意識に行われていることが多く、自分では気がつきにくいとされています。

研修医　患者さんに対して、思わず使ってしまっている言葉って、意外に多くありそうです。第三者を想定することで、スピーチロックを避けることができるかもしれませんね。

井　上　代表的なスピーチロックの例と言い換えフレーズを、ビフォー＆アフターで挙げてみました（表1-2）。言い換えのポイントは、単に丁寧な言葉を使うだけでなく、否定や命令をせず、お願いをしたり意向を尋ねたりするように意識することです。

研修医　ふだん何気なく使っている言葉にどのような言い換えができるのか、この機会に見直してみます。

井　上　医療スタッフ何人かで話し合ってみると、さらに多くの気づきが得られるかもしれませんよ。

表1-2　言い換えフレーズの例

Before	After
動かないで！	立ち上がると転ばないか、すごく心配です。したいことがあれば、教えてもらえますか？
ちょっと待ってて！	5分ほどしたら戻ってくるので、それまでお待ちいただけますか？
それ、触らないで！	この管が、とても気になるんですね。目に入りにくいところに置くようにしますね。
なんでそんなことするの！	どうされましたか？　危ないので、何かほかのことをしませんか。

井　上　あと、よく言われていることですが、常に「目の前の患者さんが、もし自分の家族だったら？」と考えることです。

研修医　それは、ほかの先生からも聞いたことがあります。より親身になって接することができますよね。

井　上　もちろんそれも大切ですし、「自分の家族」と思うと、病気のことだけでなく、本人の仕事や趣味など、生活のことにも目が向くようになりますよね。

研修医　なるほど。確かに、幅広い視点で考えることができそうです。私自身も初心を忘れることなく、謙虚な気持ちで頑張りたいと思います！

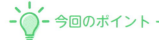 今回のポイント

1. 「実るほど　頭を垂れる　稲穂かな」　常に謙虚さを忘れない。
2. 「今のこの診察を、ほかの人に見せることができるか？」と考えると、やりとりがより丁寧になり、言葉の選び方にも注意を払うことができる。
3. 「目の前の患者さんが、もし自分の家族だったら？」と考えると、より親身になれるとともに、病気のことだけでなく本人の仕事や趣味など、生活のことにも目が向くようになる。

ちょっと break 言い換えあるある

もとの言葉	言い換え
本当はワイロをもらいましたが、正直に話すと政治生命が絶たれるし、かと言って「もらっていない」と答えたら偽証罪に問われるので、答えたくありません。	（某政治家）記憶にございません。
吾輩は猫である。名前はまだない。どこで生れたかとんと見当がつかぬ。	（ルー大柴）ミーはキャットである。ネームはまだない。どこでボーンしたかとんとメモリーがない。
もう恋なんてしないなんて言わないよ、絶対。	（侍）まふ懸想なぞ致さぬなぞ云わなゐで候、絶対。
かぐや姫	As soon as it smelled, princess
ブラックサンダー／ポテロング／カントリーマアム	（すゐひろがりず）漆黒の雷／長芋／ふるさとの母君
やっぱり、今年も優勝したいですね。	（阪神タイガース・岡田監督）そら、ハッキリ言うて、アレしかないやろ。おーん。
お婆さんばっかりじゃない。本当にそうね。	（岡山人）ばばーばー。じゃーじゃー。

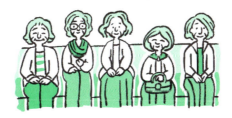

発達障害の視点で眺めてみる

井 上 今回のテーマは「発達障害」です。

研修医 発達障害って、最近よく耳にしますね。

井 上 第3章でも何回か出てきますので、ここでは簡単にお伝えします。先生は、次のようなケースを経験したことがありますか（表1-3）？

表1-3 医療スタッフが対応に困るエピソード

- 医療スタッフの指示や説明が通らない
- クレームが多く、攻撃的である
- 急にパニックになって混乱をきたす
- 急に固まってしまう
- 痛みや音などの感覚に過敏である
- 話が長く、脱線しやすい
- 病状の深刻さが伝わらない
- 病棟のルールが守れない

研修医 これまで担当した患者さんのなかに、同じような方がおられました。

井 上 このようなエピソードがあると、医療スタッフはどうしても「わがままばかりで、われわれにできることはない」などとネガティブに考えてしまい、次第に訪室の足が遠のきます。すると、患者さんとの溝はさらに深まり、結果として嫌悪感や怒りなどの陰性感情につながってしまうのです。

研修医 まさに悪循環ですね……。どのようにすればよいのでしょうか？

井 上 ポイントは、出発点を変えることです。医療スタッフが患者さんの対応で「困ったなあ」「やりにくいなあ」と感じた時には、今一度冷静になって、そのエピソードを発達障害の視点で眺めてみるのがよいと思います。

研修医 そうすれば、対応も変わってくるのでしょうか？

井上 その通りです。例えば、「パニックになっているのは、想像力をはたらかせるのが苦手だからかもしれない」と考え、あらかじめ先の見通しをわかりやすく伝えることで、患者さんは混乱せずにすむかもしれません。

研修医 なるほど。そのためにも、発達障害について正しい知識をもっておくことが大切ですね。

井上 医療スタッフだけが困っているのではなく、実は患者さんが一番つらい思いをしています。対応を工夫することで、患者さんは安心して入院生活を送ることができますし、医療スタッフにとっても疲弊どころか喜びにつながるのです。

研修医 まさに Win − Win ということですね。

井上 そうですね。では、ビフォー＆アフターでまとめておきます（図 1-8、図 1-9）。

研修医 こうしてみると、やっぱり先生が言われたように、出発点がすべてなんですね。

井上 その通りです。私は「せん妄」を専門としていて、よく講演などでは「入院患者さんに何らかの精神症状が見られた場合、まずはせん妄の可能性を考えるようにしてください」とお伝えしています。それと似たような話ですが、入院患者さんで対応に困った場合、まずは発達障害の可能性を頭に思い浮かべ、その視点で眺めることができるかどうかが大きな分かれ道です。

研修医 そうすれば、対応に悩む言動の理由や背景がわかり、対応の工夫につなげることができるのですね！

井上 何気ない表現ですが、「眺める」ということが実は重要かもしれません。眺めるとは、少し距離を置いて見ることです。眺めることで変に巻き込まれることなく、冷静なアセスメントができるように思います。

研修医 なるほど。こちらが感情的になってしまうと、判断を誤る可能性があるのですね。

井上 発達障害について、安易な決めつけやレッテル貼りは避けるべきですが、その可能性を考えた上で、対応の工夫に活かすようにしましょう。

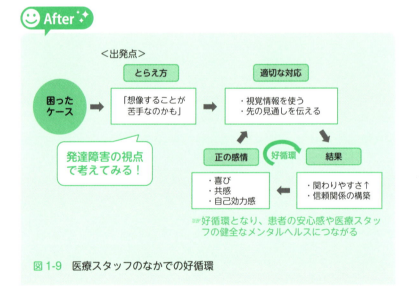

図 1-8　医療スタッフのなかでの悪循環

図 1-9　医療スタッフのなかでの好循環

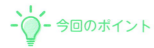 今回のポイント

1. 入院患者さんで対応に困った場合、まずは発達障害の可能性を頭に思い浮かべ、その視点で「眺めて」みる。
2. 精神科医でなくても、発達障害について正しい知識をもっておく必要がある。
3. 発達障害について、安易な決めつけやレッテル貼りを避ける必要はあるが、もし可能性があれば対応の工夫に活かすことが重要である。

6 治そうとしない

- **研修医** 先日救急外来に、リストカットをした若い女性が運ばれてきました。なんでも、しょっちゅう繰り返しているみたいで……。精神科の先生って、本当に大変ですね。

- **井　上** 私も精神科医になったばかりの頃、精神科の病院でリストカットや大量服薬を繰り返す患者さんをたくさん診ていました。

- **研修医** そうなんですか？　先生は、ずっと総合病院だと思っていました。

- **井　上** 最初の1年間は大学病院で研修をしましたが、その後の2年間は高岡病院（姫路市）という精神科の病院でした。この時の経験は、今リエゾン精神医学を専門とする自分の土台になっています。

- **研修医** リストカットをする患者さんって、気分が落ち込んでいることが多いので、基本的にうつ病なのでしょうか？　よくわからなくて……。

- **井　上** うつ病ではなく、境界性パーソナリティ障害の患者さんのこともよくあります。

- **研修医** いわゆる「ボーダー」ですね。

- **井　上** その通りです。ほかの人から見捨てられたくないという不安が強く、自分に関心を惹きつけるような言動を繰り返します。ただし、思い通りにならないと激しい敵意をあらわにする場合があり、安定した人間関係を築くことが難しくなります。気分が落ち込むだけでなく、周囲に対して激高したり強く叱責したりするなど、感情のコントロールができなくなることも多いようです。

- **研修医** 情動が不安定となって、リストカットや大量服薬などの自傷行為に走るわけですね。これも、周りの気を惹くためでしょうか？

- **井　上** そのような場合もありますし、「死にたい」のではなく「血を見ると安心する」という理由で淡々と切っていることも多いですね。ただ、自殺未遂や自傷行為というのは、間違いなく自殺のリスク因子なので、決して軽々しく考えてはいけません。

- **研修医** 自傷行為でも、自殺につながる可能性があるということですね。十分、心に留めておきます。

井 上 境界性パーソナリティ障害の患者さんは、激しい精神症状をきた すだけでなく、行動もどんどんエスカレートしていきます。その ため、精神科医のなかでも、苦手意識をもっている先生は比較的 多いようです。私はというと、当時精神科医になってまだ2年 目でやる気満々でしたし、境界性パーソナリティ障害の患者さん の生きづらさを目の当たりにして、「なんとか治したい！」と思 いながらかかわっていました。

研修医 素晴らしいことですね。

井 上 いいえ。それが、実はそうでもないんですよ。

研修医 えっ？　どういうことでしょうか？

井 上 まず、「なんとか治したい！」というのは、精神科医として一見 すると親切で大切なことのように見えますが、ある意味では思い 上がりかもしれません。振り返ると、なんておこがましい、身の 程知らずだったんだと、とても恥ずかしくなります……。もっと 言うと、患者さんを変えようと考えて急かすことは、「今のあな たはよくないですよ」というメッセージにつながることもあるん です。

研修医 でも、精神科の先生は、患者さんに対して積極的にアドバイスを するんですよね？

井 上 それも、よく誤解されるところです。もちろん、患者さんが悩み を抱えている時、それについて一緒に考えるなかで、必要な情報 があれば積極的に提供します。ただし、こちらが主導するのでは なく、患者さんの話をよく聴いて、患者さん自身が問題の解決法 を見つけるためのサポートをすることが大切です。

研修医 なるほど。

井 上 患者さんに「先生が治してくれる」と思わせてしまうと、医療や 薬に対して依存的になり、やがて自分の足で歩けなくなってしま うかもしれません。将来症状がよくなってきた時、「あなた自身 が頑張ったんですよ」と言えるのが理想だと思っています。

研修医 そのような視点は、とても大切ですね。

井 上 私が目指しているのは、「話し上手」ではなく、「聴き上手」な精 神科医です。これが、なかなか難しいんですが……。

研修医 先生は、なぜそう思うようになったのですか？

井 上 これは、少しうろ覚えではあるのですが、当時指導医の先生から

聞いた話です。外国の民話だったと思いますが、ある青年が、山の頂上で一晩中過ごさないといけなくなったんです。

研修医　たった一人で、ですか？　それは心細いですね……。

井　上　そうですよね。その青年が村の長老に相談したところ、「それは大変じゃ。その山の向かいに小さな山がある。私が一晩中、その小さな山の麓で火を燃やしているから、もし不安になったりつらくなったりした時は、その火を見ればいい」とアドバイスをされました。結果的に、その青年は頂上で一晩過ごすことができた、という話です。

研修医　夜だったので、遠くからでも火が見えたのですね。その火を見るたびに「自分のために、寝ずに応援してくれている」と思うと、ずいぶん心強く感じたでしょうね。

井　上　まさに、そこがポイントです。いくら頑張ろうと思っても、周りがその人のために直接できることって、実はそう多くはないんです。すべての患者さんは、必ず病から回復する力をもっています。最近は「レジリエンス」と呼ばれていますね。そのレジリエンスを信じ、見守り、引き出そうとする姿勢こそ、精神科医にとって、そして医療スタッフにとってとても大切だと思っています。

研修医　「なんとかしよう」ではなく、「いつも見守っているよ」というメッセージを送り続けることが大切なんですね。

井　上　その通りです。患者さんは病気になった時、周りから取り残されたような、強い孤独感を感じることがあります。そのような時、力になるのは、決して精神安定剤のような薬ではなく、やっぱり人とのつながりです。前にもお話ししたように、「自分のことを気にかけてくれる人がいる」ということが、心の支えやエネルギーになると思います。

研修医　なるほど！

井　上　精神科医は、ある意味では、患者さんの伴走者のような存在です。そう思えるようになってから、境界性パーソナリティ障害の患者さんを「自分の力で治そう！」とするのではなく、適度な距離感をもって接することができるようになりました。患者さん自身が自分の課題に気づき、それを少しずつ乗り越えていくためのサポートを、長い目で行っていくことが大切です（図1-10）。

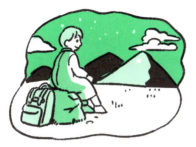 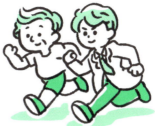

　　少し離れたところからエールを送る　　　相手のペースに合わせて一緒に走る

図 1-10　精神科医は患者さんの伴走者のような存在

(研修医)　なるほど。「伴走者」という表現はとてもわかりやすいです。決して「先導役」になってはいけないのですね。これは、精神科の患者さんに限った話ではないのでしょうか？

(井　上)　そうですね。例えば、慢性疼痛の患者さんでも、同じようなかかわり方がよいと思います。では、「ビフォー＆アフター」をお示ししましょう。

😟 Before

　　56歳男性。3年前から腰痛が続いており、近医整形外科に通院するも症状の改善が見られず、いくつかの病院を転々とした後、精査・加療目的で入院となった。患者は「この痛み、なんとか治してください」と話し、それに対して主治医は「わかりました。原因をしっかり調べ、痛みがなくなるようにしていきましょう」と伝えた。患者は感謝の言葉を述べたが、毎日のように痛みを訴えては、それに対して主治医が新たな薬剤を追加処方した。ほどなくして多剤併用となったため、主治医はこれ以上処方できないことを伝えると、患者は「こんなに痛いのに、何もしてくれないんですか？」と立腹してしまった。

(研修医)　これは、先生が先ほど言われた通り、慢性疼痛の患者さんが医療や薬に依存的となってしまったケースですね。

(井　上)　その通りです。今回は、主治医のかかわり方に大きな問題があり

ます。

（研修医）　どういうことでしょうか？

（井　上）　慢性疼痛では、原因を調べ尽くすことが決してよい方向に進むとは限りません。すでにほかの病院で詳しい検査をされていることも多いため、必要以上に繰り返し行わないことも大切です。

（研修医）　患者さんが求めるのであれば、トコトンまで検査をして、異常がないことをわかってもらうほうがよいと思っていました。

（井　上）　慢性疼痛の患者さんは、いくら検査しても納得できない場合が多いので、結局キリがないんですよね……。それどころか、「もっとほかの検査を！」と、さらに行動がエスカレートすることもあります。医療スタッフがどこかで区切りをつけ、治療のゴールを「痛み＝ゼロ」とするのではなく、「QOL や ADL の向上」にシフトしていくことを、患者さんと共有する必要があります。

（研修医）　なるほど。少し手前にゴールを置き、痛みとうまく付き合っていくことを目標にするのですね。

（井　上）　その通りです。このケースのように、医師が「痛みがなくなるようにしていきましょう」と伝えてしまうと、患者さんは「この先生は痛みを治してくれる。ゼロにしてくれる」などと、過度な期待をもってしまいます。慢性疼痛の患者さんに対して、医療スタッフは治そうとするのではなく、生活を支えるという視点を大切にするのがよいと思います。治療よりもマネジメントに主眼を置き、症状の消失ではなく心理社会的な機能の回復を目指すことです。

（研修医）　よくわかりました！

☺ After ✨

　56 歳男性。3 年前から腰痛が続いており、近医整形外科に通院するも症状の改善が見られず、いくつかの病院を転々とした後、精査・加療目的で入院となった。患者は「この痛み、なんとか治してください」と話し、それに対して主治医は、「わかりました。可能な範囲で原因を調べますが、これまで行ったことがある検査を、あえてもう一度する必要はないと思っています」「もちろん、痛みがなくなるのが一番ですが、そこをたちまちの目標にするとゴールが遠く感じられるかもしれません。まずは、少し手前に目標を置くのはどうでしょうか？」と伝えた。患者

が「手前というのは、どういうことでしょうか？」と尋ねたため、主治医は「今は、痛みのためにできないことが多くて、ずいぶんつらいと思います。でも、痛みが完全になくならなくても、うまく痛みと付き合うことができれば、できることも増えていきます。そうすると、生活も少しずつ変わってくるかもしれません」と話したところ、患者はうなずきながら聞いていた。

 今回のポイント

1. 患者さんがもっている「レジリエンス」を信じ、見守り、引き出そうとする姿勢が大切である。
2. 病める人にとっては、「自分のことを気にかけてくれる人がいる」ことが、心の支えやエネルギーとなる。
3. 慢性疼痛にかかわる医療スタッフは、患者さんの生活を支えるという視点を大切にして、症状の消失ではなく心理社会的な機能の回復を目指す。

いつも心にユーモアを

井上 最後に、私がいつも意識している「ユーモア」についてお話しします。

研修医 ユーモアですか……。面白いことを言うのって、なかなか難しいですよね。

井上 ユーモアというと、どこか「人を笑わせないといけない」という、高いハードルを感じますよね。ただ、本来は「相手の心を和ませ、場の空気を明るくするもの」のことなんです。不安や緊張が解けて、頬が少し緩むようなイメージでしょうか。

研修医 なるほど。ゲラゲラではなく、ニコニコといった感じなんですね。

井上 ユーモアの語源は、ラテン語の「humor(フモール)」で、人の体液のことです。体液のバランスが人の体調に関係していると考えられていたことから、「調子が変わった人」を意味する言葉になりました。そこから、少しずつ意味が変化してきたようです。

研修医 なんと。ユーモアとは、そもそも医学用語だったのですね。

井上 私の上級医に、「患者さんを笑わせたら勝ち！」という口癖の先生がおられました。もちろん、診察は勝ち負けではありませんが、その先生は、「患者さんを和ませることができれば、それが信頼関係につながる」ということが言いたかったのだと思います。

研修医 確かに、診察のなかでうまくユーモアを取り入れることができると、患者さんとの距離感はグッと縮まるような気がします。でも、一口にユーモアといっても、シビアな診察場面ではなかなか難しいですよね。

井上 ユーモアはその内容だけでなく、TPOも大事ですよね。では、ここでも「ビフォー＆アフター」で見てみましょう。

😟 Before

52歳男性。食道がんの治療目的で入院となり、主治医が上級医と研修医の2人体制となった。朝食前に研修医がベッドサイドで診察を行い、

夕方に上級医が訪室した際、患者は「今朝、若い先生が来てくれました。外科の先生って、朝早いんですね。その先生、目が真っ赤だったので、あまり眠れていないのかと心配で……」と話した。それを聞いた上級医は、「そうでしたか。彼が夜中まで勉強しているとは思えないので、たぶん朝までお酒でも飲んでいたんでしょう（笑）」と話したところ、患者は顔を曇らせてしまった。

(研修医) うわ……。これ、最低じゃないですか！

(井　上) でも、私はこれに近い場面を見たことがあります。上級医の先生は、悪気なく患者さんを笑わせようとしたのかもしれませんが……。

(研修医) この先生、後輩をけなしているようにも見えますよね。患者さんとしても、「朝まで飲み会をしているような先生に、手術をまかせても大丈夫なんだろうか」「こんな軽薄な上級医の先生って、なんだか嫌だなあ」などと感じるかもしれません。

(井　上) 基本的なこととして、他人を傷つけるのは、決してユーモアではありません。特に、部下や後輩を話題にする時は、表現に十分注意する必要があります。同じ言葉でも、誰が言ったかによって、受けとられ方が全く変わってしまうことを意識しましょう。

(研修医) 決して人をいじるのではなく、思わず笑顔になるような、やさしい笑いですね（図1-11）。

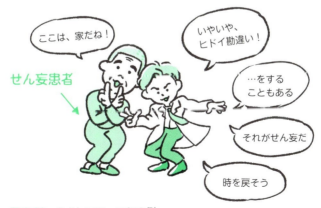

図1-11　やさしいツッコミの例

井　上　柔らかく表現することがポイントです。このケース、もちろん正解はありませんが、例えば、こんなのはどうでしょうか？

😊 **After** ✨

　52歳男性。食道がんの治療目的で入院となり、主治医が上級医と研修医の2人体制となった。朝食前に研修医がベッドサイドで診察を行い、夕方に上級医が訪室した際、患者は「今朝、若い先生が来てくれました。外科の先生って、朝早いんですね。その先生、目が真っ赤だったので、あまり眠れていないのかと心配で……」と話した。それを聞いた上級医は、「彼はとても勉強熱心なので、夜中まで頑張っていることが多いんですよ。だから、目が赤かったのかもしれませんね。私はというと、目が全く赤くならない体質なので、いくら頑張っても誰からも気づかれません……（苦笑）」と話したところ、患者はクスっと笑った。

研修医　これなら、誰も傷つけていませんね。

井　上　やや自虐的かもしれませんが、ベテランになればなるほど、そのほうがよさそうです。ただ、若い先生が自虐ネタばかり言うと、自信がないように受けとられてしまうので、十分注意しましょう。

研修医　よくわかりました。

井　上　あと、診察のなかでユーモアを取り入れる場合、その内容だけでなく、タイミングがとても大切です。例えば深刻な話をしている最中にユーモアを入れようとすると、患者さんは不快に感じるかもしれません。

研修医　そうですよね。あと、冗談が通じない人もいますよね。

井　上　それこそ、発達障害の特性が強い人は、言葉を字義通りに受けとってしまい、冗談や皮肉がわからないこともあります。それも含めて、ユーモアを使う場合、相手がどのような性格かなど、よく知っておくことが大前提です。

研修医　なるほど。決して不用意に使うのではなく、タイミングに加えて、相手のことを十分観察した上で使うことが大切なんですね。

井　上　もちろん、診察のたびにユーモアを取り入れるのは難しいですし、その必要もありません。ただ、いつも心のどこかにユーモアの精神をもっておくのがよいでしょう。ユーモアというのも、やっぱ

り思いやりです。人の心を豊かにしてくれると思います！

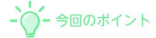
- 今回のポイント -

1. ユーモアとは、「相手の心を和ませ、場の空気を明るくするもの」のことである。
2. ユーモアで患者さんを和ませることができれば、それが信頼関係につながる。
3. ユーモアとは、思いやりである。

$+$ 「たす」け合う　　$-$ 「ひき」受ける

$\times$ 声を「かけ」る　　$\div$ いた「わる」

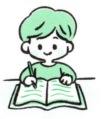

思いやり算

番外編　家族とのコミュニケーションで気をつけたいこと

井上　ここでは「番外編」として、ご家族とのコミュニケーションをテーマに、いくつか解説していきたいと思います。

研修医　よろしくお願いします。患者さんが入院すると、ご家族が面会にこられる機会も多いですよね。

井上　まず、医療スタッフがご家族だけに話がしたい場合を考えてみましょう。

研修医　例えば、どのような状況でしょうか？

井上　病状のことだけでなく、患者さんに対する接し方についてなど、本人の前では話がしにくいこともあると思います。そのような場合、ご家族を部屋の外に連れ出す必要が出てきます。

研修医　とはいえ、「ご家族にだけ話があるので……」とは言いにくいですよね。

井上　それだと、患者さんは間違いなく不安になりますし、信頼関係にもヒビが入ってしまいます。私の場合、「ご家族に書いていただきたい書類があるので、少しよろしいですか？」のように声をかけることがあります。そのほか、「面会が終わったら、帰る前にナースステーションへひとこと声をかけてもらえますか？」と言って退室し、看護師さんには「私からお伝えしたいことがあるので、ご家族が声をかけてこられたら、私に連絡をもらえますか？」などと話しておくのもよいと思います。

研修医　なるほど。それだと、とても自然な流れですね。

井上　次に、ご家族から「主治医と話がしたい」と言われた場合です。

研修医　私も経験したことはありますが、何を言われるのだろうと、毎回ドキドキします。

井上　それこそ、ご家族にとっても「本人の前だと聞きにくい」ということで、病状について尋ねられるケースがあります。ただし、なかには医療スタッフの対応へのクレームや、今の治療に対する強い不満を言われることもありますよね。

特に、これまで全く面会に来ていない方の場合は要注意です。

研修医 なぜでしょうか？

井上 しょっちゅう来られている方は、医療スタッフとふだんからやりとりをしているので関係性ができているだけでなく、患者さんのことをよく見ているので、経過についても十分把握しています。ただし、間接的に「今の状況」だけを聞いた人は、「なぜそんなことに？」「ミスがあったんじゃないか？」「ほったらかしにされたのでは？」といった誤解や思い込みをもってしまいがちです。

研修医 それで「主治医と話がしたい」となるわけですね……。場合によっては、最初からケンカ腰の人もいます。

井上 誤解があればそれを解くことはもちろん必要ですが、それを急ぎすぎると、ともすれば正当性を主張しているだけのようにとられてしまいます。まずは否定をすることなく、ご家族の話に十分耳を傾けることです。私の場合、意識的に黙って話を聴くなかで、どこに誤解があるのか、どの部分は同意できるのかなどについて頭のなかで整理・確認しながら、自分の番がきた時にどのような流れで話をするか、どこを落としどころにするかといった作戦を立てるようにしています。

研修医 なるほど。早い段階で誤解を解こうとしすぎると、かえって逆効果かもしれないということですね。

井上 ご家族からクレームを言われるのはつらくてしんどいことですが、ご家族にとって、それは患者さんを思うがゆえのことです。このようなトラブルを避けるためにも、医療スタッフはふだんからご家族と積極的にコミュニケーションをとっておくことが大切だと思います。そして、面会に来ていない人にも十分伝わるよう、重要な情報については紙に書いて説明し、その紙を渡しておくとよいでしょう。そうすれば、変な伝言ゲームにならずにすみます。

研修医 誰もが読めるように、きれいな字で書く必要がありますね（苦笑）。

井上 最後に、1つ質問です。医療スタッフがご家族に、電話してでも確認したほうがよい情報には、どのようなものがあ

ると思いますか？

研修医 えーっと、お酒の量、とかでしょうか？

井　上 確かに、それはとても大切ですね。お酒をたくさん飲んで
いる方は、うしろめたさから自分の飲酒量を過少申告しが
ちです。そこで、決して本人の話を鵜呑みにするのではなく、
ご家族から客観的な情報を確認し、一日の飲酒量を正確に
把握することが大切です。それによって、早い段階でアル
コール離脱症状の予防治療を行うことが可能となります。

研修医 ほかにも、確認しておいたほうがよい情報があれば教えて
ください。

井　上 例えば、日頃の認知機能です。家ではしっかりしていたと
いうことであれば、「今患者さんにみられる見当識障害は
急性発症なので、認知症ではなくせん妄である」などと判
断することができます。

研修医 ふだんの様子をよく知るご家族から情報を得ることで、せ
ん妄と認知症が鑑別できるのですね。

井　上 ただし、少し気をつけておきたいのが、ご家族によっては
必ずしも情報が正確とは限らないことです。一緒に住んで
おらず、時々会う程度だったりすると、実はよくわかって
いないことがあるかもしれません。

研修医 同居していても、仕事で深夜に帰って朝早く出ていくよう
な生活を送っている場合、ふだんの様子を十分把握できて
いない可能性もありますよね。

井　上 その通りです。そのほか、例えば患者さんの対応で困った
場合、ふだんどのような対応をしているかがわかれば、そ
れを医療スタッフの対応に活かすことができます。

研修医 確かにそうですね。医療スタッフが試行錯誤することも大
切ですが、ご家族の対応はとても参考になりますよね。

井　上 先日、認知症の患者さんでご飯を食べない方がおられたの
ですが、それもご家族に頼んで本人の好物を差し入れして
もらったら、食欲が戻ってきたことがありました。

研修医 ご家族のもっている情報って、とても重要ですね。新たな
視点を教えていただいたので、これから意識したいと思い
ます！

> 1ページでわかる！
> 精神疾患のエッセンス1　☆精神疾患をもつ患者さんが、もし一般病棟に入院したら？

① 統合失調症　＊有病率：約1％

> **＜一般病棟のスタッフが知っておきたいポイント＞**
> ・比較的高齢の統合失調症患者の場合、陽性症状は目立たないか落ち着いているため、一般病棟での治療が十分可能なことも多い。
> ・統合失調症患者の場合、一般病棟で入院中に精神症状がみられたら、どうしても「統合失調症の悪化」と考えがちであるが、まずはせん妄の除外を行うことが重要である。

脳内でドパミンが過剰になっている病気

▶抗精神病薬（ドパミン↓）による薬物治療

> 抗精神病薬とは？
> 　（定型）　セレネース®、コントミン® など
> 　（非定型）リスパダール®、セロクエル® など
> 　＊定型抗精神病薬がもつ効果はそのままで、副作用（パーキンソン症状など）を少なく改良したのが非定型抗精神病薬。

▶副作用（ドパミン↓によるパーキンソン症状など）
　例）手のふるえ、小刻み歩行 など　に注意

陽性症状
・幻聴（命令や悪口）
・妄想（被害妄想「狙われている」）
　▶否定も肯定もせず、患者が安心できるように声をかける
　例）「私たちがそばにいるから大丈夫ですよ」

陰性症状
・無為／自閉（周囲に無関心で他者とのやりとりが少なくなる）

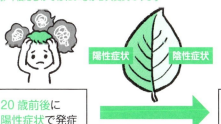

20歳前後に陽性症状で発症　→　年齢を重ねると陽性症状＜陰性症状

> **1ページでわかる！
> 精神疾患のエッセンス2**

☆精神疾患をもつ患者さんが、もし一般病棟に入院したら？

② うつ病　　＊有病率：約6％／男＜女

＜一般病棟のスタッフが知っておきたいポイント＞
・うつ病と診断されている患者でも、腫れ物に触るような対応をしない。原則として、伝えるべき内容があるのに「落ち込むかもしれないから」という理由で説明を避ける必要はない。
・入院経過中に食欲低下や倦怠感などがみられた場合、うつ病の診断に引きずられて「うつ病の悪化」などと安易に考えることなく、まずは身体的な精査を行うことが重要である。

うつ病の診断基準

1．気分が落ち込む
2．好きなことが楽しめない

｝ 2大症状のうち、少なくとも1つが2週間以上続くと「うつ病」である

＊その他、不眠(約9割)、食欲低下、倦怠感などの身体症状がみられることも多い

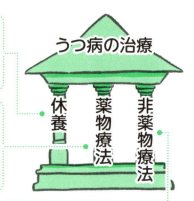

休養
・うつ病は「心と体のエネルギーが減っている」状態。ゆっくり休んで充電することが回復へのカギ。

薬物療法　　＊第一選択ではない！
・抗うつ薬は嘔気や眠気などの副作用が出やすい→低用量から開始
・1〜2週間ごとに増量し、十分量を十分期間投与して効果を確認

非薬物療法
・焦らないように伝え、必ず治ることを保証する
　→ 重大な決断は先延ばし
・気晴らしや励ましは禁物
　→ 気晴らしが楽しめず絶望感↑／周囲の励ましに応えられず自責感↑
・自殺に気をつける
　→自殺念慮の有無について積極的に確認し、切迫度を評価する
　　　　　　　　　　　　　　　　＊計画性や持続性、強度など

第2章

ビフォー＆アフターでわかる！
対応に悩むケースでの効果的な
コミュニケーション

井上 第2章では、一般病棟で対応に悩むケースについて、その評価ポイントやコミュニケーションの工夫を解説していきます。実際のところ、入院患者さんの対応で悩むケースには、どのようなものがありますか？

看護師 そうですねえ。例えば「怒っている」「話が長い」「こだわりが強い」など、挙げればキリがありません……。

井上 看護師さんは、患者さんに一番近い存在なので、頼られるだけではなく、対応で悩んだ経験も多いのでしょうね……。うまくいかないと、患者さんに対して陰性感情をもってしまい、どうしても足が遠のいたりするかもしれません。

看護師 ホント、その通りです。

井上 そこで今回は、まずうまく対応できなかったケースを挙げてみましょう。それをもとに、どこがマズかったのか、どのように工夫すればよかったのかなどを一緒に振り返った上で、適切な対応について具体的に考えてみたいと思います。

看護師 この本のテーマ、「ビフォー＆アフター」ということですね。

井上 その通りです。第2章は本書の"キモ"となります。では早速、1つ目のケースから始めていきましょう。

1 怒っている

> **ケース#1**　「せん妄を疑い、見当識障害の有無を確認したら、激高されてしまった」

😟 Before

　75歳男性。肺炎の治療目的で入院となったが、夕方からイライラした様子が見られ、荷物をまとめ出した。それに気づいた看護師は、患者の正面に立ちはだかり、「部屋から出ないでください！　ここが病院だっていうこと、ちゃんとわかってますか？」と大声で話しかけたところ、「バカにするな！　お前は誰だ‼」などと激高してしまった。

（看護師）　これって、せん妄ですよね。しょっちゅう経験します……。
井　上　そうですね。高齢の患者さんはせん妄の発症リスクが高いので、ひとたび肺炎などの身体疾患で入院すると、それが原因となって、せん妄をきたすことがよくあります。今回、患者さんは激高してしまいましたが、どのような対応がよくなかったのでしょうか？

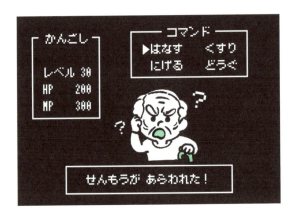

| 看護師 | まず、患者さんの正面に立つのは、やっぱりNGですよね。

| 井上 | さすが、看護師さんですね。医療スタッフは、その行動を止めたいと思うがあまり、患者さんの進路をふさごうとすることがあります。正対すると患者さんに圧迫感を与えてしまい、さらに怒りが強くなってしまうのです。

| 看護師 | どのようにすればよいのでしょうか？

| 井上 | できれば、斜め45度くらいの角度で接するのがいいと思います。また、患者さんとの間に、やや広めのパーソナルスペースを保つようにしましょう。「腕、2本分」くらいがちょうどいいとされています。

| 看護師 | あまりにも近すぎると、暴力を受けてしまうかもしれませんしね。

| 井上 | 暴力によるこちらの被害を避けることもそうですが、「患者さんを加害者にさせない」という視点も同じく重要です。そのほか、無意識のうちに手を腰に当てていたり、腕を組んだりしているかもしれないので、自分のクセに気づくことも大切だと思います。あと、このケースでは大声で話しかけていますが、その点はいかがでしょうか？

| 看護師 | 高齢の患者さんは、耳が遠かったり注意が散漫だったりするので、私自身も少し大きめの声で話すことがあります。

| 井上 | 確かに、それは大切なことですよね。ただ、必要以上に大きな声で話しかけると、それが刺激となって、強い怒りにつながることがあります（表2-1、図2-1）。

| 看護師 | なるほど。怒っている患者さんには、不快な刺激をできるだけ減らすことがポイントなんですね。

表2-1　怒っている患者への対応で気をつけること（非言語的メッセージ）

・患者との距離として、腕2本分くらいの、やや広いパーソナルスペースを保つ
・自分の立ち位置を、患者とドアの間に置くなど、退路を確保する
・斜め45度くらいの角度で接する（サイドウェイスタンス）
・凝視をせず、適度なアイコンタクトを心がける
・背後から近づかないようにする
・急な動きを避ける
・両手を腰に当てたり、腕を組んだりせず、下腹部の前で軽く組む
・タッチングを避ける
・必要以上に大きな声を出さない

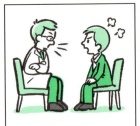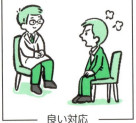

図 2-1　悪い対応と良い対応

- 井　上：ところで、「ディエスカレーション」って聞いたことがありますか？
- 看護師：いえ、初耳です……。
- 井　上：ディエスカレーションとは、言語的または非言語的なアプローチによって、患者さんの怒りや攻撃性を和らげる技法のことです。われわれは、ふだん何気なく使っている言葉にも、十分注意を払う必要があります。例えば、「薬は飲みましたか？」という声かけ1つにしても、その言い方だけでなく声の大きさやトーン、速さ、そして表情や態度などによっては、「薬は飲んで当たり前」というメッセージに受けとられてしまう可能性があるのです。
- 看護師：言われてみれば、確かにそうですね。あと、このケースでは、話の内容もよくなかったように思います。「部屋から出ないでください！」って、いきなり禁止や否定から入っていますし……。
- 井　上：その通りです。まずは、その理由を尋ねることから始めるのがよいでしょう。あと、私は必ず「〇〇さん。今、少しお話ししてもよろしいでしょうか？」などと、患者さんの名前を言ってから、お伺いを立てるようにしています。
- 看護師：なるほど。その入り方はやわらかいですし、十分配慮をしているだけでなく、相手のメンツを保つことにもつながりますね。
- 井　上：ぜひ参考にしてください。ところで、このケースのように、せん妄を疑って見当識を確認することはありますか？
- 看護師：実は、前に見当識を尋ねた時、患者さんからひどく怒られたことがあるんです。一度怒られると、それ以降なんとなく聞きにくくなってしまって……。
- 井　上：「この患者さん、せん妄かな？」と思ったら、まず見当識障害の

有無を確認することは多いのですが、確かにいきなり尋ねると怒られるかもしれませんよね。怒られないコツは、患者さんが怒るその「理由」を考えてみることです。

(看護師) 「馬鹿にされた」と思って、怒ってしまう気がします。

(井上) その通りです。患者さんは「自分は『おかしい』『ボケている』と思われた」と感じて怒るので、そうではないと明確に伝えることが大切です。私はまず、「身体がしんどいと頭がぼんやりして、日にちや場所がわからなくなったりするので、みなさんにいくつかお尋ねしているのですが、よろしいでしょうか？」と必ず前置きをしています。この「聞きにくいことは『一般化』」という原則は、いろいろな場面で使えると思います（図2-2）。

(看護師) なるほど！

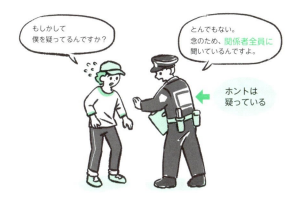

図 2-2　聞きにくいことは「一般化」

(井上) そのひとことを入れるだけで、ほとんどの方は渋々であっても答えてくれます。逆に、そこまで丁寧に尋ねても怒る患者さんはせん妄の可能性が高いので、無理に聞き出そうとせず、ただちにせん妄対策を行いましょう。

(看護師) 早速今夜から使えそうです。ただ、すでに怒っている患者さんには、やっぱり聞きにくいですよね……。

(井上) 確かに、無理して尋ねることでそれが刺激となって、怒りがさらに強くなりそうですよね。その場合は、直近の言動やエピソードなどから、せん妄かどうかを判断すればよいと思います。

(看護師) 確かに、それが実践的ですね。

49

＜せん妄を疑った際に行う質問の流れ＞

「身体がしんどいと頭がぼんやりして、日にちや場所がわからなくなったりするので、みなさんにいくつかお尋ねしているのですが、よろしいでしょうか？」

> いきなり見当識を確認すると、患者さんは「自分はまだボケていない！」などと怒ったり、自尊心が傷ついてつらくなったりすることがある。そこで、まず身体疾患の治療中にはぼんやりする場合がよくあることを説明し、その上ですべての人に尋ねている質問である（おかしくなったと思って個人的に尋ねているわけではない）ことを伝える。ただし、そのように丁寧に聴いてもはぐらかしたり怒り出したりする場合は、無理に続けず、せん妄の可能性が高いと考えればよい。

「今日が何月何日か、すぐに出てきますか？」

> 自尊心を傷つけないようにするため、「すぐに」という言葉を入れることで、「思い出すスピードを確認したいのであって、きちんと言えるとは思っている」というニュアンスが伝わる。

ここで見当識を誤答すれば、評価は終了で OK。
見当識が正答であれば、次の評価にうつる。

「では、もう 1 つお尋ねしますね。
100 から 7 を、順番に、5 回、引いてみてください」

> せん妄の患者はぼんやりしているため、「何を引くのでしたっけ？」などと聞いてくることがある。その際、「7 ですよ」と教えたくなるが、「それも思い出しながら計算をしてください」と返すようにする。前の答えが何だったか、何を引くのだったか、それら複数のことを頭に浮かべながら計算ができるかどうかが注意力の評価に必須である。

100 － 7 の計算を間違えたり、
最後までできなかったりした場合は、十分フォローする。

「急に言われると難しいですよね。先ほどお話ししたように、身体がしんどいと頭がぼんやりするので、ふだんのようにスムーズに考えることができなくなるんです。でも、もちろん認知症ということではありませんし、身体がよくなれば頭がぼんやりするのも治りますから、決して心配しないでくださいね。」

日にちがわからなくなったり簡単な計算ができなかったりしたことに対して、不安やショックを感じる患者は多い。医療スタッフとしては、一方的に質問してそれで終わりにするのではなく、患者が抱く感情に配慮し、安心できるような言葉をかけることも忘れないようにしたい。

😊 After ✨

　75歳男性。肺炎の治療目的で入院となったが、夕方からイライラした様子が見られ、荷物をまとめ出した。それに気づいた看護師は、患者に対して斜め45度くらいの角度でゆっくり近づき、「〇〇さん。看護師の△△です。今、少しお話ししてもよろしいでしょうか？」「荷物をまとめておられますけど、どうかされましたか？」と適度な大きさの声で、穏やかにゆっくりと話しかけた。患者は「今から帰ろうと思うので」と話したため、「そうなんですね。どちらに帰られるか、教えていただいてもよろしいですか？」と尋ねながら適度なアイコンタクトを行い、腕を下腹部の前で軽く組みながら、患者の訴えを傾聴した。そして、タイミングを見て「ところで、身体がしんどいと頭がほんやりして、日にちや場所がわからなくなったりするので、みなさんにいくつかお尋ねしているのですが、よろしいでしょうか？」と尋ねた……。

ケース#2 「急きょほかの患者のケアが入り、帰室が遅れたら、激高されてしまった」

☹ Before

　52歳男性。肺がんの治療目的で入院となったが、看護師が点滴ルートの交換を始めようとした際、「別室の患者さんが転倒した」とのことで応援要請が入った。そこで、「ちょっとお待ちくださいね」と言い残し、いったん退室。その後、5分ほどして戻ってきたが、「患者をほったらかしにして！　この病院は、一体どうなっているんだ！」と声を荒げたため、「でも、5分もかかっていませんよ」と言うと、「何をえらそうに言っているんだ!!」などと、患者は激高してしまった。

（看護師）　うちの病棟でも、同じような患者さんがおられました。看護師が個人攻撃されてしまい、とりつく島もなくて……。

井　上　いつもうまくいくとは限りませんが、実はこのケース、改善点がいくつかあるんです。

（看護師）　見たところ、対応に落ち度はなさそうですが……。

井　上　まず、イライラしている患者さんには、3つの「D言葉」に気をつけなければなりません。

（看護師）　「D言葉」って、何でしょうか？

井　上　あまり聞き慣れないかもしれませんが、「ですから」「だって」「でも」のように、ローマ字にした時の頭文字に「D」がつく言葉のことです。「ですから」は相手に対するマウントと受けとられますし、「だって」や「でも」は、それぞれ防衛や反撃のようなニュアンスで伝わってしまいます。例を挙げてみましょう。

<例>

（看護師）　「ちょっとお待ちくださいね」

……（5分後）

患　者　「患者をほったらかしにして！　この病院は、一体どうなっているんだ！」

1.　（看護師）　「ですから、こうして謝っているじゃないですか」
　　　患　者　「何を言っているんだ！　謝ればいいというもんじゃないんだよ‼」

2.　（看護師）　「だって、隣の部屋の患者さんが、廊下で転んだんですよ」
　　　患　者　「そんなこと、わしには関係ない！　言い訳をするな‼」

3.　（看護師）　「でも、5分もかかっていませんよ」
　　　患　者　「何をえらそうに言っているんだ！　正当化するな‼」

（看護師）　言われてみると、確かにこの「D言葉」には、相手の怒りを助長するニュアンスが含まれていますね。

井　上　そうなんです。自分ではなかなか気づきませんが、患者さんに怒られた経験が多い人は、もしかしたら、知らず知らずのうちに使っているかもしれません。

（看護師）　今後、意識してみたいと思います。このケースでは、どのように

52

対応すればよかったのでしょうか？

井上　まずは、何をおいても謝罪から入ることです。もちろん、転倒した患者さんの対応を優先したことは決して間違いではないですし、それについて謝る必要はありません。ただし、本人を不快にさせたことに対して、まず謝ることから始めましょう。

看護師　なるほど。「不快な思いをさせてしまい、すみませんでした」ということですね。

井上　その通りです。そして、どんな人でも、ずっと怒り続けることはできないですよね。怒りのピークは「6秒間」とも言われています。そこで、怒っている人に接する場合は、特に最初の5分間が勝負と考えて、言葉遣いや態度などに全神経を集中させるのがよいでしょう。

看護師　最初が肝心なのですね。なるべく早く怒りを鎮めるのがよいのでしょうか？

井上　私の経験上、焦ってしまうとかえってうまくいきません。怒りの炎がメラメラと燃えている時は、決して鎮火を急がず、火に油を注がないことが大切です。つまり、怒りを早く鎮めようとするのではなく、これ以上怒りが強くならないよう、十分な時間をとって相手の訴えを傾聴する。そして、言葉の選び方だけでなく、言い方やトーン、テンポ、声量、表情、態度などの「非言語的メッセージ」にも、細心の注意を払いましょう。

看護師　反論、説得、言い訳、正当化などをするのではなく、話をしっかり聴いた上で、不安やイライラなどの気持ちを理解し、共感の態度を示すことが大切なんですね。

井上　まさに、その通りです。そして、怒りの理由に沿った対応をすることです。患者さんが怒るのには、必ず何らかの理由があります。

看護師　ひどく怒っていても、実は了解可能な理由があることも多いですよね。

井上　私もそう思います。ただ、状況や経過などから怒っている理由がわかることもありますが、もしわからない場合は、ご本人に直接尋ねるのがよいと思います。もちろん、「不快な思いをさせてしまって、本当にすみませんでした。私が間違って理解してはいけないので、何を不快に感じられたのか、よろしければその理由を教えていただけますか？」というように、尋ね方には十分気をつ

けましょう。

看護師 わかりました。「なんで怒っているのですか？」というように聞いてしまうと、「その言い方はなんだ！」とか「そんなこともわからないのか！」となりそうですよね。

井 上 「なんで」や「どうして」という言葉を使うと、こちらは理由を尋ねているつもりでも、相手にとっては責められたように感じることがあるので、十分注意しましょう。そのほか、患者さんの怒りが強くて対応に悩むケースでは、「背景に発達障害が隠れているかもしれない」と考える視点が重要です。

看護師 発達障害って、大人でも問題になるんでしょうか？

井 上 そうなんです。大人の場合、診断がついていないことも多いのですが、実は発達障害の特性が強い人は一定数います。発達障害の特徴は、ひとことで言うと、「マイペース・マイルール」です。そんな人たちがひとたび入院すると、はたしてどうなるでしょうか？

看護師 不慣れなことばかりで、混乱するかもしれません……。

井 上 そうですよね。入院で環境が大きく変わっただけでなく、見通しがつかないことの連続で、おまけに体調の悪さも重なって気持ちにゆとりがなくなり、パニックになったり怒りっぽくなったりすることがあるんです。

看護師 もし発達障害を疑った場合、精神科に紹介すればよいのでしょうか？

井 上 いえ、必ずしもそうではないですし、決して診断をつける必要はありません。安易なレッテル貼りは禁物ですが、「対応に悩む」時はむしろ積極的に発達障害の可能性を考え、物は試しで対応を工夫してみることも大切です（表2-2）。

表 2-2　発達障害の人に見られやすい特徴とエピソード

特徴	具体的なエピソード
1．想像力の欠如	・一方的に延々と話をする ・説明が理解できない ・聞いたことが頭に入りにくい ・場の空気が読めない ・言葉を字義通り受けとってしまう ・暗黙の了解がわからない ・「あれ」「これ」が何を指しているのかわからない ・「適当に」「ほどほど」「ちょっと」などの加減がわからない ・見通しをつけるのが苦手 ・急な予定変更でパニックになったり固まったりする
2．こだわりが強い	・自分の考え方ややり方に固執する ・独特の言いまわしをする ・民間療法に傾倒する ・クレームが多い ・臨機応変な対応ができない ・優先順位をつけるのが苦手
3．感覚が過敏	・音や匂いに対して過剰に反応する ・痛みを過剰・執拗に訴える ・タッチングを極端に嫌う ・偏食が強い

看護師　このケースで、もし発達障害を疑った場合、どのように対応すればよいのでしょうか？

井上　例えば、「ちょっと待ってください」などとあいまいな伝え方をしたことが混乱のもとだったかもしれません。発達障害の特性が強い場合、「ちょっと」というのがどのくらいを指すのかが理解しにくいですし、「何か急なことが起こったから、部屋に戻ってくるのが遅くなったんだろう」と想像力をはたらかせることも難しくなります。そこで「ほかの患者さんが廊下で転んでしまったので、今から見に行ってきます。5分以内に戻れると思いますが、出血がひどいと5分を過ぎるかもしれないので、あらかじめご理解ください」などのように、具体的にお伝えするのがよいと思います。

（看護師） なるほど。医療スタッフには、診断をつけることではなく、対応の工夫が求められているのですね（表2-3）。

表2-3　発達障害の人に効果的な対応

・静かな場所を設定する
・穏やかな口調で話しかける
・具体的な表現を心がける（5W1Hを意識して伝える）
・短い文章を心がける
・代名詞を多用しない
・紙に書いたもの（文章、図表、絵など）を用いて、指し示しながら説明する
・オープン・クエスチョンを多用せず、必要に応じて選択肢を提示する
・当然と思われることも省略せず、丁寧にわかりやすく説明する
・先の見通しについて、順序立てて説明する
・大切なことは繰り返し説明する
・その都度、理解度を確認する

☺ After ⁺ˣ

　52歳男性。肺がんの治療目的で入院となったが、看護師が点滴ルートの交換を始めようとした際、「別室の患者さんが転倒した」とのことで応援要請が入った。そこで、「ほかの患者さんが廊下で転んでしまったので、今から見に行ってきます。5分以内に戻れるとは思いますが、もし遅れたら申し訳ありません」と言い残し、いったん退室。その後、5分ほどして戻ってきたが、「患者をほったらかしにして！　この病院は、一体どうなっているんだ！」と声を荒げたため、「戻ってくるのが遅くなり、不快なお気持ちにさせてしまって、本当にすみませんでした。すぐに戻るつもりだったのですが、転んだ患者さんの出血がひどかったため、対応に時間がかかってしまいました。申し訳ありませんでした」と、ゆっくり落ち着いたトーンで謝罪の意と遅れた理由を伝えた。すると患者は、「自分がほったらかしにされたのではないか」と不安に感じたことを話したため、それに対して十分時間をとって傾聴した。

ケース#3 「大声やルート抜去が見られ、身体拘束をしたら、激高されてしまった」

😟 Before

82歳女性。食欲低下の精査目的で入院となった。入院時、持参薬の確認をしたところ残薬にバラツキはあったが、本人は「家に忘れてきた」などと愛想よく話した。その後、日中に大声を出していることが多くなったため、看護師が「なんで叫ぶの？ 周りに迷惑だから、大声を出さないで！」と話したところ、「うるさい!!」とさらに声を荒げた。その後、点滴のルートを自己抜去している様子が見られたため、主治医に報告・依頼してただちに身体拘束を行ったところ、「何をするんだ！ すぐにほどけ!!」などと、患者は激高してしまった。

（看護師）これも、とてもよく見かけるケースですね。一見すると認知症っぽいですが、特に診断はついていないのですね……。

（井上）認知症の人は物忘れの自覚が乏しく、自ら病院を受診しないことがほとんどです。そのため、診断のついていない「隠れ認知症」が、実はとても多いんです。

（看護師）では、認知症の診断がついていなくても、高齢の患者さんの場合は認知症の可能性を視野に入れておかないといけないということですね。認知症かどうかは、どこで見分ければよいのでしょうか？

（井上）とても重要なポイントですね。認知症で最も多いのは、「アルツハイマー型認知症」です。アルツハイマー型認知症の人は、愛想よくうなずいたり、うまく取り繕ってその場をしのいだりするため、なかなか気づかれにくいのが特徴です。このケースで見られた「残薬にバラツキがあった（薬の飲み忘れ＝記憶障害）」や「『家に忘れてきた』と愛想よく話した（取り繕い／場合わせ応答）」といったエピソードは、アルツハイマー型認知症らしい所見です。

（看護師）認知症を把握できると、どのようなメリットがあるのでしょうか？

（井上）認知症があるとせん妄の発症リスクが高くなるので、早い段

階でせん妄の予防対策を行うことが可能となります。また、歩きまわったり怒ったりといった、医療スタッフにとって対応に悩む言動を認めた際、第1章でも出てきたBPSDの可能性を考えて、適切な評価や対応を行うことができます（→ P.16）。

（看護師）なるほど。認知症の人が入院して、歩きまわる様子が見られた場合、それがせん妄の可能性もあれば、BPSDかもしれないということですね。

（井　上）その通りです。認知症があると、せん妄かBPSDかの鑑別はきわめて難しいと思います。その場合、まずはせん妄の可能性を考えて身体的な精査や薬剤の見直しを行うなど、せん妄の原因を十分探すようにしましょう。

（看護師）治せるはずのせん妄を見逃さないためにも、すぐにBPSDと決めつけず、まずはせん妄を除外する必要があるのですね。

（井　上）それがとても大切です。ただ、このケースは検査目的の入院なので、どちらかというとせん妄よりもBPSDの可能性が高いかもしれません。BPSDの原因は、表の通りです（表2-4）。

表2-4　BPSDの概念と種類および原因

BPSDの概念と種類
・BPSDは、中核症状（認知機能障害）を基盤として生じる、二次的な行動・心理症状のことである（ストレス反応の1つ） ・BPSDには、興奮、暴言・暴力、歩きまわる、拒絶、幻覚・妄想、抑うつ、アパシーなどがある
BPSDの原因
BPSDは、以下3つの原因のいずれかで起こる（ただし複数重なることも） 1. 身体的不快感（痛みや便秘など） 2. 環境に対する不適応（入院など） 3. 周囲の対応への不適応（周囲による不適切なコミュニケーションなど）

（看護師）これを見ると、例えば「興奮」というBPSD1つをとっても、何かしらの理由があるのですね。

（井　上）そうですね。ケース2と同じように、「その行動には、必ず理由がある」ということです。ただし認知症の人は、その理由を周りにハッキリ伝えられないことがあります。そこで、われわれ医療

スタッフには、知識や経験、そして「想像力」が求められている
のです。詳しくは、第1章を読み返してください。

（看護師）よくわかりました。われわれ医療スタッフは、その理由に合わせ
て対応する必要があるのですね。

（井　上）その通りです。あと、これは盲点でもあるのですが、実はわれわ
れの対応自体がBPSDの原因になっていることがあります。そ
こで、なるべく客観的に、自分の言動を振り返ってみることも重
要です。

（看護師）このケースでは、どこがよくなかったのでしょうか？

（井　上）いきなり「なんで叫ぶの？」と用件から切り出していますが、す
でに述べたように、まずは「看護師の〇〇です。今、少しお話し
してもよろしいでしょうか？」といった言葉から始めるのがよ
かったかもしれません。

（看護師）「なんで叫ぶの？」という聞き方ですが、理由を尋ねるのはよい
にしても、敬語を使うべきですよね。

（井　上）その通りです。ただ、ケース2でも触れたように「なんで」と
か「どうして」という言葉を使うと、相手にとっては責められた
ように感じることがあります。つまり、「なんで叫んだりするの！」
というニュアンスです。

（看護師）そうでしたね。では、「声を出しておられましたが、その理由を
教えてもらえませんか？」という感じでしょうか。

（井　上）それがいいと思います。あとは、「周りに迷惑だから、大声を出
さないで！」というのも、行動の否定や禁止になるので、怒りは
さらに強くなってしまいます……（表2-5）。

表2-5 認知症の人への対応のNGリスト 〜確認してみましょう

□ 無視／放置／説得／否定／叱責／禁止……
□ 声をかけることなく、突然カーテンを開ける
□ 笑顔がない
□ 挨拶をしない
□ 自己紹介をしない
□ 目線を合わせない
□ いきなり用件を切り出す（訪問の目的などを伝えない）
□ 一方的に、早口で話す
□ 不必要に大きな声で、怒ったような口調で話す
□ 長い文章で、一度にたくさんのことを伝える
□ 難しい言葉や医学用語を使う
□「あれ」「そこ」など、指示語を多用する
□「は〜い、お薬、飲むよ〜」のように、子供に話すような言葉を使う
□ 感情をぶつける
□ ため息をつく
□ 急かす（相手のペースに合わせようとしない）
□「動かないで！」など命令口調になる
□「どうせわからないだろう」と考え、十分な配慮を行わない
□ 必要な説明を省略する
□ 考えや希望を聞くことなく、こちらの意向を押しつける
□ 本人の前であるにもかかわらず、傷つけたり不安にさせたりすることを話す
□ 言葉をさえぎったり、先まわりしたりする
□「はいはい」などとあしらう
□ 予告なく体に触れる
□ ケアや処置をしながら、医療者間で雑談をする
□ 個室のドアを開け放し、カーテンを閉じずにケアや処置を行う
□ 十分な評価(3要件)を行うことなく、身体拘束を実施する
□ 十分な評価を行うことなく、鎮静作用の強い薬剤を投与する
□ 十分な評価を行うことなく、不穏時の頓服薬を投与する

（井上真一郎. 一般病棟でよくある認知症患者さんの悩ましい言動の評価と対応をリエゾン精神科医がもれなく教えます：羊土社；2024. p49[1] より）

井上 このケースでは、安易に身体拘束をしたことで、さらに怒りが強くなってしまいました。身体拘束をするには、3つの要件を満たすかどうかの判断が必要です。

看護師 「切迫性」「非代替性」「一時性」の3つですね。多職種で話し合うなど、十分な検討が求められると思います。なかでも「非代替性」は重要なポイントで、身体拘束に代わる手段が浮かばないことによって、結局身体拘束をしてしまっているような気がします。どのようなかかわり方が望ましいのでしょうか？

（医　師）BPSD を改善するためのケアとして、「カンフォータブル・ケア」が参考になります。BPSD は、われわれの対応を映す「鏡」のようなものと考えて、患者さんが安心でき、心地よいと感じるような対応を心がけましょう（表 2-6）。

（看護師）よくわかりました！

表 2-6　カンフォータブル・ケアの基本技術

```
1．常に笑顔で対応する
2．常に敬語を使う
3．叱ったり説得したりせず相手を褒める
4．怒っている時はこちらから謝る態度を見せる
5．不快なことは素早く終わらせる
6．やさしくゆっくりと
7．看護者の感情をコントロールする
8．気持ちに余裕をもつ
9．患者に関心を向ける
```

（大塚恒子．仁明会精神医学研究 2018；15（1）：56-63[2]）より作成）

😊 After ✨

　82 歳女性。食欲低下の精査目的で入院となった。入院時、持参薬の確認をしたところ残薬にバラツキはあったが、本人は「家に忘れてきた」などと愛想よく話した。その後、日中に大声を出していることが多くなったため、看護師は、「〇〇さん。看護師の△△です。今、少しお話ししてもよろしいでしょうか？」「声を出しておられましたが、どのようなことが気になりますか？　もしよろしければ、その理由を教えてもらえませんか？」と話したところ、ムスッとした様子だったが、下腹部をしきりに気にしている様子が見られた。そこで「トイレまでお連れしましょうか？」と言ってトイレに誘導したところ、大量の排尿があり、その後は落ち着くようになった。

2 話が長い

> ### ケース#1 「話題があちこちへ飛ぶため、途中で話をさえぎったが、止められなかった」

☹ Before

28歳男性。ネフローゼ症候群の治療目的で入院となったが、ステロイドの増量とともにテンションが高くなっていった。看護師が内服薬をもっていったところ、「今の仕事がもう大変で……」と話し始め、「こないだなんか、上司からひどいことを言われて、本当にヤバいんですよ。なんて言われたかなあ。あ！ そういえば、この病院のご飯って、結構美味しいんですね。僕、入院は今回初めてなんですけど、こないだ親戚の人に聞い……」というところで看護師は話をさえぎり、「それはわかりましたから、とにかく薬を飲んでもらえませんか？」と伝えたところ、「薬は飲みますけど、ちょっと待ってください、ご飯のことなんですけど……」とさらに喋り続けた。

（看護師） 話が長い患者さんって、わりと多いんですよね。前に若い看護師が、1時間近く話を聞き続けて、ほかの仕事ができなくなったことがありました。精神科の先生は、患者さんの話をいつもじっくり聞いているんですよね。大変じゃありませんか？

（井上） 実は、ケースによるかもしれません。例えばがんの患者さんで、副作用に耐えながら抗がん剤を続けてきたにもかかわらず、再発・転移が伝えられた直後につらい気持ちを打ち明けてくださった場合などは、時間をとってゆっくり話を聴きます。もちろん、これは精神科医に限ったことではありませんが。

（看護師） そうではないケースもあるのですか？

（井上） 例えば、ステロイドによる躁状態で話が止まらない場合や、せん妄でつじつまの合わない内容を延々と喋るようなケースでは、どこかで区切りをつけないと、薬を飲んでもらうことも

62

できませんよね。

（看護師）　なるほど。一口に「話が長い」と言っても、まずはその背景に対するアセスメントが重要なんですね。

（井上）　そうなんです。以前、話が長くて対応に困る患者さんの診察を依頼されたんですけど、主治医の先生が患者さんの前で、「この先生は精神科のプロで、ゆっくり話を聴いてもらえるから、何でも話したらいいですよ。じゃあ先生、あとはよろしく！」と言われたことがあります。結局、病気とは全く関係なく、嫁姑問題の愚痴でした（苦笑）（表 2-7）。

表 2-7　話が長い患者さんの背景

ゆっくり話を聴くべきケースの例
・気分が沈んで自分を責めたり、話すスピードが遅くなったりなど、うつ病が疑われるケース ・ショックなできごとがあり、強い不安や混乱を認めるケース

どこかで区切りが必要なケースの例
・躁状態〔躁うつ病のこともあれば、薬剤（ステロイドなど）の影響のほか、身体疾患（甲状腺機能亢進症など）が原因になることも〕 ・せん妄 ・認知症 ・発達障害 ・いわゆる「世間話」

（井上）　簡潔に言うと、「ゆっくり話を聴くべきケース」とは、話を聴くことそのものが効果的な治療やケアにつながる場合ですね。

（看護師）　なるほど。それはわかりやすい視点ですね。

（井上）　話が長いというのは、実は不安からくるものだったりします。その場合、早めに区切りをつけるのではなく、「聴いてもらえた」「わかってもらえた」と思ってもらえるように、ある程度時間をとって話を聴く必要があります。

（看護師）　ただ、ゆっくり話を聴くつもりでも、例えば忙しい時間帯に重なってしまうと、なかなか難しいですよね……。

（井上）　その場合、業務が忙しいという事情があることを、率直に伝えればよいと思います。「すみません、ゆっくりお話を聴かせていた

だきたいのですが、ちょうどお部屋をいくつかまわらないといけない時間帯なので、あとでもう一度伺いますね」という感じです。

看護師　なるほど。最後のところですが、「あとでもう一度伺ってもいいですか？」というように、患者さんに意向を尋ねたほうがやわらかくはないでしょうか？

井　上　もちろんそれでもよいのですが、患者さんによっては気を遣って「いえ、もう大丈夫ですよ」などと言われる人もいます。少々おせっかいでも、「伺います」と断定的に伝えたら断られることはまずなく、確実に話を聴くことができます。

看護師　なるほど。語尾1つをとっても、どのような受け止め方をされるか、想像したり意識したりすることが大切なんですね。ところで、今回のケースですが、患者さんは仕事の話をしたかと思うと、急に病院食のことを喋ったりと、どんどん話がズレてしまっているようです……。

井　上　これは「観念奔逸」といって、頭のなかで考えがどんどん浮かんできて、次々と話題が飛んでしまう状態です。躁状態の時によく見られますね。

看護師　躁状態になると、頭の回転が速くなるので、いろいろなアイデアが沸き起こるのですよね。

井　上　その通りです。躁状態では、延々と聞き続けても終わりがないこともあるため、どこかで区切りが必要になると思います。ではここからは、ある程度区切りをつけなければならない場合を想定して、その対応方法を一緒に考えていきましょう。話が長い患者さんに対して、ふだん工夫したり気をつけたりしていることはありますか？

看護師　それが、なかなか難しくて……。話を切ろうとすると、かえってうまくいかないような気もします。

井　上　その通りです。「話を切ろう」「口をはさもう」という焦りの気持ちが、実は表情や態度に出てしまうのかもしれませんね。それが伝わってしまうと、相手は「喋り続けないと、話を打ち切られる」と考え、結果として長々と話し続ける、といった悪循環になります。

看護師　先生はどうされているのですか？

井　上　話が長い患者さんの場合、相手の息継ぎを確認するようにしてい

ます。

（看護師） 息継ぎ？　なぜでしょうか？

（井上） どんなに話の長い人でも、永遠に息を吐き続けることはできないので、どこかで必ず息を吸いますよね（笑）。相手が勢いよく話している途中で割り込むと気分を害されてしまうので、せめてその息継ぎのタイミングで入るわけです。あと「どこで息継ぎをするかなあ？」と口や胸郭の動きを観察していることで、変に話に巻き込まれすぎず、マイナスの感情をもたずにすむというメリットもあります。

（看護師） なるほど。延々と話を聴き続けていると、だんだんこっちもイライラしてしまうこともありますよね。

（井上） その通りです。そして、その息継ぎのタイミングを見計らって、「ちょっとごめんなさい」と謝りながら入るのがよいと思います。これは、中西健二先生（鈴鹿医療科学大学）考案、「ちょっとごめんなさい」法です。

（看護師） 面白いネーミングですね（笑）。

（井上） 謝られると、相手も決して悪い気はしませんよね。別にこちらが悪くはないんですが、「途中で話を止めることになってしまい、その点について申し訳ありません」という謙虚な気持ちが相手に伝わればOKです。そして、そこまでの話を少し整理して相手にフィードバックすること、これも重要です。そうすると、「この人は、話をさえぎったけどそれを謝ってくれたし、これまでの話もちゃんと聞いてはいたんだな」と思ってもらえます。

（看護師） 「ちょっとごめんなさい」法、私も使ってみます！　このケースでは、息継ぎなど関係なく、喋っている途中でブチっと切ってしまい、あと「申し訳ない」というニュアンスも伝えなかったですね。

（井上） 「わかりました*から*」というのは、相手を全く尊重しくいない言い方なので、場合によっては怒られる可能性もあったと思います。躁状態の人は「易刺激性」といって、ちょっとしたことがきっかけで怒り出してしまうことがあるので、十分注意が必要です。あと、「とにかく、薬を飲んでもらえませんか？」というのも、こちらの「飲んでもらわないと困る」という事情を一方的に押しつけているわけです。あくまでも、「主役は患者さん」であることを意識しながら、慎重に言葉を選ぶべきですね。

😊 After ✨

　28歳男性。ネフローゼ症候群の治療目的で入院となったが、ステロイドの増量とともにテンションが高くなっていった。看護師が内服薬をもっていったところ、「今の仕事がもう大変で……」と話し始め、「こないだなんか、上司からひどいことを言われて、本当にヤバいんですよ。なんて言われたかなあ。あ！　そういえば、この病院のご飯って、結構美味しいんですね。僕、入院は今回初めてなんですけど、こないだ親戚の人に聞いたら、あ、その人は何回も入院しているんですけどね……」と途切れない患者の話に、看護師はうなずきながら聴きつつも、ちょうど息継ぎをしたタイミングで「ちょっとごめんなさい。上司のこととか、食事のこととか、いろいろ気になるんですよね。その話もそうなんですが、今ちょうどお薬を飲んでいただく時間になったので、まずはお薬を飲みましょうか」と伝えたところ、「あ、もうそんな時間ですか。わかりました」と素直に応じた。そして、薬を飲み込んだ直後に、「では、また時間になったら様子を見にくるようにしますね」と言うと、特に止められることなく部屋を後にすることができた。

ケース#2 「話の内容がチグハグで、指摘しても修正できず、止められなかった」

😦 Before

　81歳男性。大腿骨頸部骨折の手術目的で入院となったが、術後2日目頃から落ち着きのない様子が見られた。夜になって、「そろそろ仕事に行かないと。電車の時間はどうだったかな。今、ちょうど忙しい時期だから……」などと、話していることのつじつまが合わないようになったため、看護師は「ここは病院ですし、仕事はもう辞めていますよね。そんなこともわからないんですか？」などと強い口調で話した。それに対して、患者は「いや、それよりも仕事があるんで。自分にしかできないし、早く行かないと……」とさらに喋り続けた。

| 看護師 | これは、術後せん妄のケースですね。

| 井上 | その通りです。せん妄では、話していることのつじつまが合わなくなり、過去のできごとをあたかも今のことのように話したり、現実とは違うことを言ったりする場合があります。

| 看護師 | 毎回、対応に困っています……。

| 井上 | 患者さんの話が長くなってくると、つい口をはさみたくなりますよね。ここでは「せん妄の特徴を対応に活かす」という観点で、2つほどポイントをお話ししましょう。

| 看護師 | よろしくお願いします！

| 井上 | まず1つ目です。せん妄では、軽度から中等度の意識障害をベースとして、さまざまな症状があらわれます。意外と忘れがちなのですが、この「意識障害」を念頭に置く必要があります。

| 看護師 | どういうことでしょうか？

| 井上 | せん妄について、患者さんやご家族に説明をする際、「強い寝ぼけ」という表現を使うことがあります。確かにわかりやすくはあるのですが、「寝ぼけ」であれば目が覚めてくると状況が理解できるハズなので、「仕事はもう辞めているでしょ！」という声かけも、ある意味悪くはないわけです。

| 看護師 | なるほど。ただし、せん妄は「意識障害」なので、「仕事はもう辞めているでしょ！」と言われても、ハッと目が覚めて我にかえることはないのですね。

| 井上 | まさに、その通りです。そう考えると、このケースのように「ここは病院ですし、仕事はもう辞めていますよね。そんなこともわからないんですか？」と説得しても意味がないばかりか、プライドを傷つけて神経を逆なですることになりかねません。そして、かえって話も長くなってしまうのです。

| 看護師 | では、説得するのではなく、話を合わせる必要があるのですね。

| 井上 | その通りです。これまでも何度か出てきたように、説得、否定、叱責、禁止、これらはすべてNGです。

| 看護師 | 十分気をつけたいと思います。ただ、ちょっと気になるのは、話を合わせているだけでは、終わりが見えてきませんよね……。

| 井上 | そこで2つ目のポイント、「注意障害」です。

| 看護師 | せん妄では、注意障害が最も頻度の高い症状なんですよね（表2-8）。

表2-8　せん妄の症状の出現頻度

症状	出現頻度
注意障害	97%
記憶障害	89%
見当識障害	76%
多動	62%
言語障害	57%
幻覚	50%
妄想	31%

〔Meagher DJ, et al. Phenomenology of delirium. Assessment of 100 adult cases using standardised measures. Br J Psychiatry 2007;190:135-41[3] より作成〕

井　上　注意が散漫な場合、ひとたび話題が変わると、うまくもとの話題に戻れないことがあります。それを逆手にとって、思いきって本人が関心をもつような、全く別の話題に変えてしまうという方法があります。そうすると、いったん落ち着いて部屋に戻ってもらうことができるかもしれません。

看護師　なるほど。確かにそれは使えそうです。でも、もう1つ心配事が……。いったん部屋に戻ったとしても、また「仕事が……」となりませんか？

井　上　私も、そう思います（苦笑）。ただ、いったん落ち着くことで、薬を飲んでもらえる可能性が出てくるハズです。「夜も遅いですし、ゆっくり休めるお薬があるので、それを飲みましょう」とやさしくすすめるのがよいと思います。どうしても抵抗を示される場合、お水なら飲んでもらえることがあるので、「お水でもどうぞ」と言って、そのなかにリスペリドン（リスパダール®）内用液を少量入れておくのも実践的です。もちろん倫理的な問題はありますが、本人にとっても休むことは大切です。

看護師　せん妄の特徴である「意識障害」と「注意障害」を対応に活かすということですね。とてもよくわかりました！

After

　81歳男性。大腿骨頸部骨折の手術目的で入院となったが、術後2日目ごろから落ち着きのない様子が見られた。夜になって、「そろそろ仕事に行かないと。電車の時間はどうだったかな。今、ちょうど忙しい時期だから……」などと、話していることのつじつまが合わないようになったが、看護師は「そうですか。仕事のことがとても気になるんですね。そういえば、えらく薄着ですけど、今って寒くはないですか？」「えっ？まあ、少し寒いですけど」「よく見ると裸足で、靴を履いておられないですね。靴はどこにいったんでしょうか？」「ホントですね」「寒そうですし、いったん、お部屋に戻りましょうか。お部屋に、靴があるかもしれません。一緒に探しましょう」と言って部屋に誘導した。患者がベッドサイドに腰かけたところ、「少しは落ち着かれたようで、本当によかったです。気がつけばもう23時ですから、ゆっくり休めるように、このお薬を飲みましょう」と頓服薬の内服をすすめた。

ケース#3　「話が一方的でこだわりが強く、途中で話をさえぎったが、止められなかった」

Before

　41歳女性。膠原病の精査目的で入院となったが、自宅で飼っているネコのことをしきりに心配し、両親に何度も電話をしては食事の内容などを細かく指示していた。また、看護師にも延々とネコの話をして、「やっぱり気になるので、すぐにでも外出したい」と執拗に繰り返すため、「来週くらいには外出できるんじゃないでしょうか？」「そんなことより、今は治療のことを考えてください」と言葉をはさんだが、「でも私にとっては、ネコのことが何よりも大切なんですよ。うちのネコは……」とさらに喋り続けた。

（看護師）　このケースのように、患者さんが自分のやり方や関心のあることに強くこだわってしまい、病棟のスタッフとトラブルになることは時々ありますね。

井上 前にも出てきましたが、この患者さんの言動は「マイペース・マイルール」と見立てることができます。

看護師 つまり、発達障害の特性が強いということですね。

井上 その通りです。ネコへのこだわりが強く、治療を優先的に考えることができなくなり、先の見通しがつかないことへの不安も重なって、話が長くなっていると考えられます。

看護師 不安については、時間をかけて傾聴すればよいのですよね？

井上 一般的にはそうなのですが、このケースでは、長く話を聴いたからといって不安がおさまるとは限りません。逆に、発達障害の特性を踏まえて対応を工夫することで、不安を和らげることができるかもしれません。

看護師 どのようにすればよいのでしょうか？

井上 まず、先の見通しを明確に伝えることです。「来週くらいには外出できるのでは？」といったあいまいな表現ではなく、「来週火曜日午前中の CT 検査が終わったら」など目安をハッキリさせておくことで、本人の安心感につながると思います。

看護師 なるほど。でも、やっぱりネコのことは気になるのではないでしょうか？

井上 このケース、実はとてもうまくいったんです。この患者さんは、ふだんシステムエンジニアとして働いていました。

看護師 パソコンを使う仕事ですよね。

井上 その通りです。そこで、医療スタッフ間で相談し、得意のパソコンで両親用に「ネコのお世話マニュアル」を作ってもらいました。両親には、そのマニュアルを見ながらお世話をしてもらっただけでなく、その様子を写メしてもらいました。そして、定期的にその写メを送ってもらうようにしたところ、すっかり落ち着いて治療に専念できるようになったんです。

看護師 なるほど。

井上 発達障害の特性が強い人は、「視覚優位」なことが多いとされています。つまり、聞いたことは右から左に抜けてしまうのですが、目に入ることは頭に残りやすいという特徴があります。

看護師 だから、両親がちゃんとお世話できていることや、元気なネコの姿を写真で見て確認し、安心することができたのですね。

井上 「話が長い」と一口に言っても、その背景はさまざまです。発

達障害の特性が強いケースでは、やはり対応の工夫が本人の安心感につながり、話もしやすくなると思います。

看護師 ベッドサイドのやりとりで、気をつけたほうがいいことはありますか？

井上 例えば、看護師さんは朝早く患者さんのところに行って、睡眠の様子を確認することがありますよね。

看護師 そうですね。私は「昨夜は眠れましたか？」と尋ねるようにしています。

井上 一見するとそれで問題なさそうですが、発達障害の特性が強い場合、聞き方に工夫が必要です。

看護師 どういうことでしょうか？

井上 発達障害の特性が強いと、言葉を文字通りに受けとってしまうことがあります。つまり「昨夜は眠れましたか？」という質問だと、睡眠時間が2時間でも眠れたことに変わりはないので、「はい」と答えてしまうのです。

看護師 なるほど。そうすると、もしかしたら「はい」と答えた場合でも、不眠症の可能性があるかもしれないのですね。

井上 その通りです。そこで、「昨夜は、いつもと比べて眠れましたか？」とか、「昨夜は何時間くらい眠れましたか？」というように、具体的に尋ねるのがよいでしょう。

看護師 それは考えたこともありませんでした。では、痛みを尋ねる時も同じでしょうか？

井上 よい点に気づきましたね。痛みは主観的な症状なので、同じように具体的に聞くのがよいでしょう。

看護師 「痛みはありますか？」ではなく、痛みのスケール（Numerical Rating Scale：NRS）などを使って「全然痛みがないのを0点、治療を始める前の痛みを10点としたら、今の痛みは何点ですか？」というように尋ねればよいのですよね。

井上 そうですね。尋ね方を工夫すれば、より正確な情報を得ることができます。ただ、これは何も特別な聞き方をしているわけではありません。医療スタッフは暗に「これくらいはわかるだろう」と考えてしまう傾向があるので、決して省略することなく、より丁寧に尋ねることを意識する必要があります。

看護師 これからは、丁寧さを意識したいと思います。

😊 After ✨

　41歳女性。膠原病の精査目的で入院となったが、自宅で飼っているネコのことをしきりに心配し、両親に何度も電話をしては食事の内容などを細かく指示していた。また、看護師にも延々とネコの話をして、「やっぱり気になるので、すぐにでも外出したい」と執拗に繰り返すため、「来週火曜日午前中のCT検査が終わったら外出することができます」「ネコのことが心配なんですね。例えば、パソコンで『猫のお世話マニュアル』を作って、ご両親にはそれを見ながら猫のお世話をしてもらうのはどうでしょうか？」と尋ねたところ、「それは確かにいいですね。でも、ちゃんとご飯を食べるかどうか……」と不安な様子だった。そこで看護師は「では、食べているところを写メで送ってもらったら、安心かもしれませんね」と話したら、患者は大きくうなずいた。

3 幻覚や妄想を訴える

ケース#1 「幻覚や妄想を訴えるため、否定し説得を試みたが、さらにエスカレートしてしまった」

😟 Before

66歳男性。統合失調症の既往があり、長期にわたって精神科へ通院中である。急性胆嚢炎で入院となったが、入院2日目よりブツブツと独り言を言うようになり、「悪の組織に狙われる!」と訴えるなど、興奮状態が見られた。それを聞いた医師は、統合失調症の悪化と考え、「悪の組織なんて、そんなものありませんよ」「妄想をおさえる薬を飲みましょう」などと声をかけたところ、「もしや、あんたも組織の人間か?ここから出せ!!」と荷物をまとめて部屋から出て行こうとした。

看護師 今回は、統合失調症の患者さんなんですね。入院して、それが悪化したということでしょうか?

井 上 もちろん、そうとも考えられますが、まずはせん妄の可能性を考えることが何よりも大切です。

看護師 それは、どうしてでしょうか?

井 上 仮にせん妄だった場合、その原因を取り除くことで、治る可能性が十分あります。にもかかわらず、例えば幻覚や妄想があるからといって、すぐに統合失調症やその悪化などと判断してしまうと、治せるはずのせん妄を見逃してしまうことになるからです。

看護師 なるほど。

井 上 せん妄では、さまざまな症状が見られますが、患者さんごとに「目立つ」症状は大きく違います。だからこそ、ほかの疾患と間違えられやすいんです。

看護師 見当識障害が目立つせん妄の場合、例えば認知症と間違えられてしまう、といったことですね。

井　上　その通りです。せん妄と間違えやすい疾患、そしてその対応について、表にまとめました（表2-9）。ここではまず、「入院中の患者さんに何らかの精神症状を認めた場合、せん妄の可能性を第一に考える」ことを強調しておきたいと思います。

看護師　肝に銘じておきます！

表2-9　せん妄と間違えやすい疾患とその対応

せん妄で見られる症状	間違えやすい疾患	誤った対応 （☞ すべてせん妄の悪化につながる）
不眠	不眠症	睡眠薬（ベンゾジアゼピン受容体作動薬）の投与
記憶障害・見当識障害	認知症・加齢によるもの	放置
徘徊	認知症	身体拘束
幻覚・妄想	統合失調症	精神科への転棟・転院
不安・焦燥	不安障害	抗不安薬（ベンゾジアゼピン受容体作動薬）の投与
	アカシジア	抗コリン薬の投与
興奮・易怒性	（性格によるもの）	強制退院
活動性低下（低活動型せん妄）	うつ病	抗うつ薬（抗コリン作用）や抗不安薬（ベンゾジアゼピン受容体作動薬）の投与

（井上真一郎. せん妄診療実践マニュアル　改訂新版：羊土社：2022. p113[4] より）

井　上　このケースのように、もともと精神疾患があるとそれに引きずられてしまい、せん妄の評価を行うことなく、精神疾患の悪化などと安易にとらえがちです。繰り返しになりますが、まずはせん妄の有無を確認するようにしましょう。

看護師　せん妄と統合失調症の鑑別ポイントを教えてください。

井　上　いずれも、話の内容はつじつまの合わないものになりますが、せん妄では意識障害や注意障害が見られるため、些細な言葉の言い間違いや聞き間違いを認めることがあります。それに対して、統合失調症では話自体のまとまりが悪く、場合によっては支離滅裂

なものになります。

（看護師）　なるほど。では、幻覚や妄想についてはどうでしょうか？

（井上）　幻覚や妄想は、せん妄と統合失調症のいずれにも見られるため、鑑別が難しいと思うかもしれません。鑑別のポイントは幻覚です。幻覚には、どのようなものがありますか？

（看護師）　幻聴や幻視、でしょうか……。

（井上）　そのほかにも、幻臭や幻味など、さまざまなものがあります。漢字で「幻の感覚」と書くように、視覚や聴覚だけではないんです。にもかかわらず、われわれは「幻覚が見える」などと表現することが多いので、つい幻覚と幻視をイコールのように考えがちです。

（看護師）　言われてみれば、その通りですね。

（井上）　では、せん妄で見られる幻覚には、どのようなものが多いでしょうか？

（看護師）　えーっと……。「幻視」でしょうか？

（井上）　正解です。例えば、アルコール離脱せん妄では「小動物幻視」が有名ですね。

（看護師）　前に担当したアルコール依存症の患者さんは、入院後「そこに、虫がうじゃうじゃいる!!」と叫んでいました。

（井上）　幻視では、そこにあるはずのないものが見えます。せん妄で見られる幻覚は、ほぼ幻視と考えて間違いないでしょう。

（看護師）　統合失調症では、幻視が見られることは少ないのでしょうか？

（井上）　その通りです。せん妄と違って、統合失調症で見られる幻覚の大半は「幻聴」です。ムンクの「叫び」っていう、有名な絵は知っていますよね？（図 2-3）

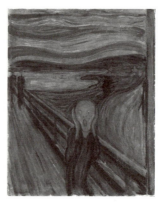

（Edvard Munch, The Scream, 1893 年．写真：Børre Høstland / Nasjonalmuseet for kunst, arkitektur og design, The Fine Art Collections）

図 2-3　ムンクの「叫び」

- （看護師）もちろんです。あの絵がどうかしたんですか？
- （井　上）「叫び」というのは後世の人がつけたタイトルで、ムンクは決して叫んでいるわけではないんです。
- （看護師）なんと、そうだったんですか！
- （井　上）ムンクは、統合失調症だったようです。幻聴にさいなまれて、耳をふさいでいる自分自身を描いたのだと言われています。
- （看護師）全然、知りませんでした。
- （井　上）統合失調症で見られる幻聴は、命令してきたり悪口を言ってきたりといった、話しかけ形式のものがほとんどです。このケースのなかで、幻聴を疑うエピソードはありそうですか？
- （看護師）ブツブツと独り言を言っている、といったあたりでしょうか？
- （井　上）その通りです。他人から話しかけられて、何かしら言い返すのは、ごく自然なことです。でも幻聴の場合、話しかける声は周りには聞こえないので、ただひたすら本人が独り言を言っているように見えるのです。
- （看護師）今後、独り言を言っている患者さんがいたら、幻聴を疑うようにします。
- （井　上）まとめると、このケースでは幻聴が見られたことから、統合失調症の悪化と考えればよいでしょう。ところでこのケースでは、妄

想的な訴えに対して声をかけたところ、さらに興奮が強くなって
しまいました。どのように対応すればよかったのでしょうか？

（看護師）難しい質問ですね……。

（井上）妄想に対しては、原則、否定も肯定もしないことが大切です。

（看護師）そうなんですか？　どうしても、否定したくなってしまうんです
が……。

（井上）確かに、妄想をきっぱり否定してあげたほうが、本人は安心する
んじゃないかと思いますよね。ただ、統合失調症における妄想の
定義は、「現実にはあり得ない考え」ということに加えて、「確信
度が100％」なんです。

（看護師）100％……。そうなると、訂正しようと思っても、絶対に不可能
ですよね……。

（井上）そうなんです。つまり、否定をしたところで「悪の組織というの
は、自分の思い違いだったんだ！　よかった！」と思ってもらえ
る可能性は、ほぼ0％です。むしろ、「（目の前の）この人にはわ
かってもらえなかった。信じてもらえなかった」と感じてつらく
なり、心を閉ざしてしまいます。それどころか、「こんなに強く
否定するということは……。実は、（目の前の）この人も、もし
かすると悪の組織の一味？」などと、逆に妄想の対象になってし
まうことすらあるんです。

（看護師）まさに、このケースですね。

（井上）とはいえ、肯定するとその妄想を強めてしまったり、行動化につ
ながったりするかもしれません。そこで、私のおすすめは否定も
肯定もせず、「感情にチャンネルを合わせる」ことです。

（看護師）前にも言われていましたね。

（井上）詳しくは、P.4を確認してもらえればよいのですが、妄想的な訴
えには強い感情が乗っかっていることが多いため、患者さんの訴
えを十分聴いた上で、その感情にチャンネルを合わせた声かけを
行うとよいでしょう。

（看護師）「悪の組織ですか……。それは、ずいぶん不安になりますよね
……」みたいな感じでしょうか？

（井上）とてもよいと思います。そうやって、まずはコミュニケーション
を続けることで、だんだん患者さんとの良い関係ができるように
なります。そこで、今度は「現実的な落としどころ」を見つける

のがよいでしょう。

(看護師) 例えば、どのようなことでしょうか？

(井 上) このケースだと、「私たちが近くでずっと見張っていますが、そ
れでも不安でしょうか？」「どうすれば安心できますか？」と声
をかけるなど、不安が和らぐ方法について話し合うことです。

(看護師) よくわかりました。妄想への対応って、薬物療法くらいしかない
ものと思っていたのですが、実はいろいろな方法があるのですね。

(井 上) 妄想への対応のキーワードは、「安心感」だと思います。どのよ
うにかかわれば患者さんに安心感をもってもらえるかということ
を、常に考えるようにしてください。また基本的なことですが、「そ
れはつらいですね」「気になりますよね」「大変でしたね」といっ
たねぎらいの言葉を決して忘れないようにしましょう。

(看護師) しっかり心に留めておきます！

(井 上) 薬物療法ですが、もちろん検討する必要はあります。ただ「誰の
ために薬物療法を行うのか？」ということを、薬を投与する前に
必ず自問自答してください。決して「医療スタッフの負担を軽減
するため」ではなく、「患者さんの不安やつらさを和らげるため」
に投与を行うべきです。したがって、幻覚や妄想で患者さんがつ
らい思いをしていたり行動化が見られたりする場合は、前向きに
薬物療法を検討しますが、本人が幻覚や妄想とうまく付き合って
いる場合などは、安易な薬物投与を避けることも大切です。

(看護師) 今回も、すごく勉強になりました。ありがとうございました！

😊 After ✨

　66歳男性。統合失調症の既往があり、長期にわたって精神科へ通院
中である。急性胆嚢炎で入院となったが、入院2日目よりブツブツと
独り言を言うようになり、「悪の組織に狙われる！」と訴えるなど、興
奮状態が見られた。それを聞いた医師は、独り言などの様子から幻聴が
存在すると考え、また意識障害などを疑うエピソードはないことから、
せん妄ではなく統合失調症の悪化と考えた。そして、妄想的な訴えに対
しては否定も肯定もせず、「悪の組織ですか……、それは、ずいぶん不
安になりますよね……」などと声をかけ、どうすれば安心できるかにつ
いて話し合うことにした。

| ケース#2 | 「日中、処置の際に目を合わせようとせず、様子を見たところ、夜中になって強いせん妄があらわれた」 |

😟 Before

　76歳女性。大腸がんの手術目的で入院となった。術後2日目の午後、看護師が処置のため訪室したところ、患者は横になったまま、じっと壁のあたりを見つめていた。声をかけても目を合わせようとしなかったが、処置には協力的であった。看護師は「しんどいのだろう」と考えて様子を見たところ、夜中になって「そこに人が立っている！」と叫んだため、慌てて当直医に報告の上リスペリドン（リスパダール®）を投与したが、なかなか興奮はおさまらなかった。

（看護師）　今回は、術後せん妄のケースですね。

（井　上）　その通りです。どのような点から、せん妄と考えましたか？

（看護師）　まず、急性発症ということです。特に、術後せん妄は、手術してから3日以内に発症することがほとんどです。

（井　上）　ほかにはどうでしょうか？

（看護師）　「そこに人が立っている」という訴えから、幻視があると考えられます。前回教えていただいたように、せん妄で見られる幻覚は、ほぼ幻視ということでした。

（井　上）　いずれも完璧です。高齢の患者さんが、長時間にわたる手術の後から急に幻視を認めたというエピソードなので、術後せん妄で間違いなさそうですね。今回のケースでは、対応がかなり後手にまわってしまいました。

（看護師）　ただ、昼間穏やかだったりすると、なかなかせん妄には気がつきにくいですよね……。

（井　上）　そうでしょうか？　もう一度、よく読んでみてください。どこかにヒントが隠されていますよ。

（看護師）　あっ……。「じっと壁のあたりを見つめていた」というところでしょうか？

（井　上）　正解です。実は、この時点ですでに幻視があったと考えられます。もし早い段階で幻視の存在に気づくことができれば、当

然ながらせん妄として早期対応が可能となります。今回、あらかじめ主治医に夜間の頓服指示を出してもらえていれば、早目に薬を投与することができ、興奮も強くならずにすんだかもしれません。

（研修医）確かにそうですね。先生、1つ質問です。このケースのように、患者さんが幻視を訴えないこともあるのでしょうか？

（井上）よい質問ですね。意外かもしれませんが、幻視を訴えない患者さんって、むしろ多いんですよ。軽いせん妄の場合、「おかしなものが見えている」という自覚があるからこそ、「それを口にすると、変な人と思われるかもしれない」と考え、あえて黙っていることがあります。

（看護師）そうなんですね。

（井上）一方、強いせん妄の場合、おかしなものが見えていても、患者さんは「みんなにも同じように見えている」と確信しています。そのため、それがよっぽど不思議なものだったり怖いものだったりしない限り、わざわざ訴えないこともあるんです。

（看護師）なるほど。ということは、せん妄の程度に関係なく、患者さんは自ら幻視を訴えないことも多いんですね。

（井上）その通りです。幻視は特に見逃されやすいので、以下のような様子が見られたら、積極的に疑って確認するのがよいでしょう（表2-10）。

（看護師）ここでも、非言語的メッセージに着目することが大切なんですね。

表2-10　幻視を疑うポイント

- 宙を手で払うようなしぐさをする
- キョロキョロと視線が動く
- 目がうつろである
- 天井や壁を見続けている
- ジッとどこかを見つめてはいるが、視線の先に何もない

（看護師）もし幻視を疑った場合、患者さんにはどのように尋ねたらよいのでしょうか？

（井上）先ほどもお伝えしたように、軽いせん妄の患者さんは、「変な人

と思われたくない」と考えて、ひた隠しにしています。そこで、まずは「体調不良の際や大きな手術の後には、一時的に幻視を認める場合がある」ことについて、丁寧に説明するのがよいでしょう（図2-4）。

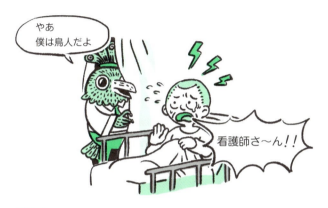

図2-4　幻視はさまざま

看護師　なるほど。そうすれば、患者さんは「幻視って、自分に限らずよくあることなんだ」「幻視がよくあることを、この先生は知ってくれているんだ」などと考え、心を開いてくれそうですよね。

井　上　私もそう思います。そして、強いせん妄の患者さんは「みんなにも見えている」と考えているので、あくまでも本人のなかで、以前との比較をしてもらうことが大切です。

看護師　なるほど。「ふだんと比べてどうですか？」ということですね。

井　上　これらを踏まえると、「身体がしんどい時や大きな手術の後には、一時的に、ふだん見えないものや、いつもと違う変わったものが見えることがあります。念のためお聞きしますが、いかがでしょうか？」などと尋ねるのがよいでしょう。

看護師　とてもよくわかりました。もし幻視を認めた場合、やはり妄想と同じく、否定や肯定はしないのがよいのでしょうか？

井　上　基本的には妄想と同じで、患者さんの感情にチャンネルを合わせながら、安心感をもってもらえるようなかかわり方を意識してください。あと、安心感といえば、ご家族の存在はかなり大きいと思います。無理のない範囲で付き添いをお願いするのがよいで

しょう。

(看護師) 確かに。ただ、ご家族は、幻覚や妄想への接し方をご存じないかもしれませんね。

(井　上) とてもよい点に気がつきましたね。ご家族はせん妄について知らないだけでなく、幻覚や妄想に対しても「何をおかしなことを言っているの！　しっかりしなさい‼」などと否定や叱責をしがちです。前にもお伝えしたように、せん妄は意識障害ですから、ご家族のその言葉でハッと目が覚めるようなことはありません。

(看護師) それどころか、さらに興奮が強くなってしまいます……。

(井　上) ただ、ご家族はよかれと思ってやっていることなので、あまり責められないですよね。だからこそ、なるべく早い段階で、医療スタッフが適切な対応を伝えておくのがよいでしょう。なお、せん妄の伝え方については第3章②（→ P.128）で詳しく解説しますので、ぜひ参考にしてください。

(看護師) よくわかりました。医療スタッフ間で対応を揃えるだけでなく、ご家族とも方向性を共有しておくことが重要なんですね。

(井　上) せん妄はいろいろな要素が複雑に絡み合って発症するため、多職種によるチーム介入が有効です。私は、ご家族もせん妄対策チームの一員と考えるべきだと思っています。

(看護師) 肝に銘じておきます！

😊 After ✨

　76歳女性。大腸がんの手術目的で入院となった。術後2日目の午後、看護師が処置のため訪室したところ、患者は横になったまま、じっと壁のあたりを見つめていた。声をかけても目を合わせようとしなかったが、処置には協力的であった。看護師が「身体がしんどい時や大きな手術の後には一時的に、ふだん見えないものや、いつもと違う変わったものが見えることがあります。念のためお聞きしますが、いかがでしょうか？」と尋ねたところ、患者は「そうですねえ……。実は、壁に小さいホコリのようなものがたくさん見えるので、気持ち悪くて……」と話した。そこで、看護師は「それはあまり気分のいいものではありませんよね。今お話ししたように、大きな手術の後にはそういったものが見えることがありますが、一時的なものなので、心配はいりません。できるだけそち

らを見ないようにして、気分が落ち着く方法を一緒に考えましょう」と
伝えた。その後、主治医に幻視について報告し、せん妄の可能性が高い
として、不眠時指示などを確認した。

つらさがある／不安が強い

> ケース#1　「吐き気が見られてから気分の落ち込みが長く続いたため、うつ病と考えて抗うつ薬を投与したら、吐き気はさらに強くなってしまった」

😟 Before

52歳女性。乳がんの治療目的で入院となった。手術後に強い吐き気を認めたため、制吐剤の投与を行ったが、2週間あまりたっても症状の改善は見られなかった。患者が「一日中吐き気が続くので、もうつらくて……」と暗い表情で訴えたため、主治医は診断基準を確認した上で、うつ病と診断した。そして、抗うつ薬の投与を開始したところ、吐き気はさらに強くなってしまった。

看護師　抗うつ薬の副作用で、吐き気がさらに強くなってしまったのですね……。薬剤選択がよくなかったのでしょうか？

井　上　確かにそれも検討課題ではあるのですが、その前に、この患者さんは本当にうつ病だったのでしょうか？

看護師　えっ？　主治医の先生は、ちゃんと診断基準を見てうつ病と診断したんですよね？？

井　上　実は、そこが大きな落とし穴なんです。まず、うつ病の診断基準を確認しておきましょう。うつ病は、①抑うつ気分および②興味・喜びの著しい減退が2大症状です。このうち、少なくとも1つが2週間以上続くと、日常生活に大きな支障をきたすため、うつ病と診断されます。実臨床では、うつ病のスクリーニングとして「2質問法」（表2-11）がよく使われていて、患者さんがいずれかの質問に「はい」と答えたらうつ病の可能性があります。

看護師　なるほど。私にも、過去に気持ちがつらくなったり、好きなことが楽しめなかったりした経験があります。ただ、何日かたてば落

表 2-11　2 質問法

1	「この 2 週間、ずっと気分が沈んだり、憂うつだったり、絶望的な気分だったりしましたか？」
2	「この 2 週間、ものごとへの興味や楽しみを感じられないことがありましたか？」

　　ち着いたので、うつ病ではなかったということですね。でもこの
　　患者さんの場合、気分の落ち込みが 2 週間以上続いているので、
　　うつ病のように思えますが……。

井　上　診断基準では、確かにそうなりますよね。では、もし吐き気がな
　　くなったとすればどうでしょうか？

看護師　吐き気がなくなれば、気分のほうも落ち着く可能性が高いように
　　思います。そう言われると、うつ病ではないような気もしてきま
　　した……。

井　上　その通りです。吐き気がなくなれば精神症状も改善すると想定さ
　　れる場合、うつ病ではなく、適応障害の可能性が高いと考えられ
　　ます。

看護師　適応障害とうつ病は、どのように違うのでしょうか？

井　上　どちらも気分の落ち込みなどを認めますが、簡単に言うと、明確
　　なストレス因によって精神症状をきたすのが適応障害です。した
　　がって、うつ病との鑑別ポイントは「症状の連続性」となります。

看護師　どういうことでしょうか？

井　上　例えば、職場上司との人間関係をストレス因とした適応障害の場
　　合、仕事中はしんどくても、会社を出たとたん元気になります。

看護師　休みの日も、上司と会わなくてすむので、趣味などを十分楽しめ
　　そうです。

井　上　このように、適応障害ではストレスの「重し」がある時はつらい
　　のですが、「重し」がなくなるとふだんの自分らしさを取り戻せ
　　るので、症状に波があると言えます。ただし、うつ病の場合は仕
　　事のプレッシャーで気分が落ち込み、仕事の能率も下がって残業
　　が増え、家に帰ってからも仕事のことが頭から離れず、夜あまり
　　眠れなくなります。そして、休みの日も外出する気分になれず、
　　家で横になって過ごすようになるのです（図 2-5）。

看護師 つまり、うつ病は症状に連続性があるということですね。でも、うつ病って症状に日内変動があると聞きましたが……。

井上 確かに、うつ病では午前中に不調なことが多いようです。ただし、午後になると決して調子がよくなるのではなく、午前中よりは少しマシになる程度です。

看護師 うつ病の日内変動とは、そのような意味だったのですね。

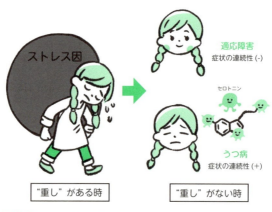

図 2-5　うつ病と適応障害

井上 前置きが長くなってしまいました。今回のケースでも、まずは症状に連続性があるかどうかを評価することが大切です。例えば、吐き気がない時は表情がよく、TV 番組を楽しんで見ることができていたり、リハビリテーションにも積極的に取り組んでいたりする場合、症状に連続性はないため、適応障害の可能性が高いと考えられます。

看護師 ただ、この患者さんは吐き気がずっと続いているようなので、評価が難しそうですね……。

井上 とてもよい点に気がつきましたね。今回のケースのように、身体のしんどさが絶え間なく続いている患者さんでは、気分の落ち込みが2週間以上見られたとしても、それ自体はごく自然なことですよね。ただ、そのような患者さんの症状を診断基準に照らし合わせると、確実にうつ病となってしまうのです。

看護師 そうなると、うちの病棟に入院している患者さんの大半は、うつ

井上：病という診断になりそうです。さすがに違和感がありますね……。その違和感は、とても大切な臨床感覚だと思います。実際、ひどく元気のなかった患者さんが、痛みや吐き気がよくなったことで精神的にもすっかり落ち着いた、ということはよく経験されますよね。私がふだん心がけているのは、身体症状が持続している患者さんに気分の落ち込みなどが見られた場合、すぐにうつ病と決めつけるのではなく、「ずいぶんつらそうですが、もし今のしんどさがとれたら、気分も違うでしょうか？」と尋ねることです。

看護師：なるほど。すぐに吐き気や痛みがとれないからこそ、もしとれた場合を想像してもらうのですね。

井上：その質問に対して、患者さんが「そんなことは考えられないくらい、つらくて、つらくて……」と答える場合、「心理的視野狭窄」と呼ばれ、柔軟な思考ができなくなっている状態と考えられます。つまり、先の見通しがつかず、ネガティブな思考パターンに陥っているため、うつ病の可能性が高いと言えるでしょう。逆に、「そりゃあ、このしんどさがとれたら、気分もずいぶん違うと思うよ」と話す場合は、思考の柔軟性が十分保たれています。したがって、身体症状をストレス因とした適応障害と考えられるため、当然ながら積極的な薬物療法は不要で、可能な限り身体症状の緩和に努めるのがよいでしょう（図 2-6）。

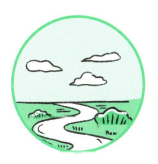

視界は良好

心が健康な時

「まあなんとかなるだろう」

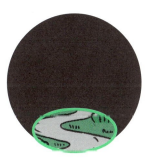

心理的視野狭窄

うつ病になると

「もうお先真っ暗だ…」

図 2-6　心理的視野狭窄

（看護師）　これからは、私もそのように尋ねてみます！

（井　上）　ぜひ、参考にしてください。なお、今回のケースでもし適応障害の可能性が高いとしても、うつ病と同じく患者さんの訴えを支持的に傾聴し、苦痛について共感を示すことが大切です。また、その後の経過によってはうつ病へ移行することもあるため、定期的なアセスメントも重要となります。

（看護師）　十分気をつけたいと思います。

😊 After ✨

　52歳女性。乳がんの治療目的で入院となった。手術後に強い吐き気を認めたため、制吐剤の投与を行ったが、2週間あまりたっても症状の改善は見られなかった。患者が「一日中吐き気が続くので、もうつらくて……」と暗い表情で訴えたため、主治医は「ずいぶんつらそうですが、もし今のしんどさがとれたら、気分も違うでしょうか？」と尋ねたところ、「今のしんどさがとれたら、精神的にもずいぶん楽だと思います」と答えた。主治医は、吐き気をストレス因とした適応障害と診断し、制吐作用のあるオランザピン（ジプレキサ®）を投与したところ、徐々に吐き気は改善した。また、それに伴って、気分の落ち込みも見られなくなった。

ケース#2　「うつ病と考えて、精神科の受診をすすめたが、拒否されてしまった」

😣 Before

　52歳女性。乳がんの治療目的で入院となった。手術後に強い吐き気を認めたため、制吐剤の投与を行ったが、2週間あまりたっても症状の改善は見られなかった。患者は「一日中吐き気が続くので、もうつらくて……」と暗い表情で訴えたため、主治医は「ずいぶんつらそうですが、もし今のしんどさがとれたら、気分も違うでしょうか？」と尋ねたところ、「この先どうなるのか、不安でいっぱいです。すごくつらいです……」と答えた。主治医は、うつ病の可能性が高いと判断して精神科の受診をすすめたが、「精神科はちょっと……」と首を横に振った。「それ

でも、受診したほうがいいですよ」と何度も説得したが、今度は「受診したくありません」と強く拒否されてしまった。

看護師 今回のケース、途中まではケース1と同じなんですね。この患者さん、「心理的視野狭窄」が見られているので、うつ病の可能性が高いということでしょうか？

井　上 その通りです。うつ病が疑われる場合、院内に精神科の先生がいればコンサルトするのがよいと思いますが、このケースでは残念ながら精神科の受診につながりにくそうですね。

看護師 実臨床でも、精神科の受診を嫌がる患者さんはわりと多い印象です。今回のように、その必要性を繰り返し説明するしかないのでしょうか？

井　上 一方的にすすめるだけでは、かえって逆効果かもしれません。まず念頭においてほしいのは、精神科の受診を嫌がるのには、必ず何かしらの理由があるということです。

看護師 確かにそうですね。

井　上 そこで、患者さんが精神科の受診を拒否した場合、まずはその理由を探ることが大切です。そして、その理由に応じて対応を考えるのがよいと思います。

看護師 頭ごなしに説得をしても、決してうまくいかないということですね。受診を拒否する理由には、例えばどのようなものがあるのでしょうか？

井　上 よくある理由について、表2-12にまとめておきます。これらは、私が実際に経験したものばかりです。いずれも誤解ですので、それらを1つ1つ解いていくことが重要になります。

表2-12　患者さんが精神科を受診したくない理由

1. まだ精神科を受診するほどではない
2. 弱い人間と思われる
3. 話をしたところで問題が解決するわけではない
4. 薬漬けにされる
5. 心を見透かされる

看護師 もし誤解が解ければ、精神科受診のハードルはグッと下がりそう

89

ですね。

井上　まさにその通りです。では、どのように誤解を解けばよいかについて、順番に解説していきましょう。まず、患者さんが「まだ精神科を受診するほどではない」と軽く考えている場合は、「放置すると、どんどん悪くなってしまうかもしれない」ことを伝えるなど、まずは問題意識をもってもらう必要があります。その上で、「早めに手当てをすれば、症状が悪くならずにすむ」などと、安心感をもってもらえるように声をかけるのがよいでしょう。

看護師　アメとムチみたいですね（苦笑）。「弱い人間と思われたくない」という患者さんには、どのように接すればよいでしょうか？

井上　「精神科を受診すると、弱者のレッテルを貼られるのでは？」というのは、特に中高年の人に多いようです。私なら、「気分がひどく落ち込むのと、心の強い弱いとは全く関係がなく、脳内のホルモンバランスの問題です」と説明します。また、「ふだん明るく元気な人ほど、無理をして頑張ってしまうので、うつ病になりやすいんですよ」とつけ加えるのも経験上有効です。

看護師　なるほど。自尊心への配慮を意識すればよいのですね。そのほか、「話を聴いてもらったところで、問題が解決するわけではない」と考えている人もいますね。

井上　そのような場合、私であれば「確かに、そうかもしれませんよね」といったんは同調し、共感的な態度を示します。そうした後で「ただ、誰かに聴いてもらっているうちに気持ちが楽になったり、自分の考えが整理できたりすることって、実はよくありますよね……」というように、決して説得口調ではなく、あえてつぶやくように言います。その後で、「いかがでしょうか？」と声をかけてみるのです。

看護師　それはよさそうですね。患者さんにとっても、最初から反論されると、もう聞く耳をもたなくなってしまうかもしれません。話をもっていく順番が重要なんですね！

井上　その通りです。少し似たような話に、「PNP」というコミュニケーションの工夫があります。

看護師　初耳です……。

井上　P は「Positive」、N は「Negative」のことです。つまり、相手の悪い点ばかりを指摘する（N）のではなく、最初と最後で良

（看護師）い点をほめたり肯定したりする（P）のです。

（看護師）なるほど。NをPでサンドイッチするから「PNP」なんですね。それは確かに有効な気がします。あと、「薬漬け」については、私もそのように思っていたことがあります（苦笑）。

（井上）睡眠薬を例に挙げると、これまでよく使われてきたベンゾジアゼピン受容体作動薬は依存性が強いため、実際のところ「薬漬け」の患者さんもいるように思います。ただ、近年はスボレキサント（ベルソムラ®）やレンボレキサント（デエビゴ®）のように、依存性の少ない睡眠薬が複数登場しています。これについても、いきなり新しい睡眠薬をすすめるのではなく、「確かに、以前よく使われていた睡眠薬はクセになりやすく、長く飲むと効果が薄れてくるので、どんどん薬の量が増えていくことが問題になっていました」「ただ、近年になって新しい睡眠薬が出てきました。これらの薬は依存性やフラつきなどが少ないですし、今回は短期間の使用になるので、副作用は心配いりません」などと比較をしながら説明するのがよいでしょう。

（看護師）メリットだけではなく、デメリットもきちんと伝えるということですね。

（井上）そこが大きなポイントです。デメリットを伝えることで、相手に誠実な印象を与えることができ、患者さんからの信頼も得やすくなります。

（看護師）セールスマンが使いそうな手法ですね……（苦笑）（図2-7）。

Q 人気の八百屋さん。
このお店では、普通はあまり伝えない「あること」をお客さんに伝えているそうです。それはいったい何でしょう？

A 「今日おすすめしない野菜や果物」を正直にお客さんに伝える。

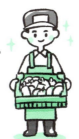

▶ダメなものを伝えることで、良いものが引き立つ
▶正直に伝えることでお店の信頼感が高まる

図2-7 セールスマンのある手法
（柿内尚文．バナナの魅力を100文字で伝えてください：かんき出版：2021．p3-5[5]より作成）

井　上　デメリット→メリットの順番で伝える際、デメリットはあまり強調しすぎず、言い終わった後でメリットのほうが印象に残るように話をするのがよいでしょう。

看護師　これぞ、コミュニケーションですね。最後にもう1つ、「心を見透かされるのでは？」と考える患者さんもいるんですね。実際のところ、先生はどうなんですか？　もしや、私の心も読めたりとか？

井　上　まさか（苦笑）。もしそんな能力をもっていたら、私は精神科医をやっていません。占い師にでもなって、安い壺を高値で売っていると思います。

看護師　……。

😊 After ✨

　52歳女性。乳がんの治療目的で入院となった。手術後に強い吐き気を認めたため、制吐剤の投与を行ったが、2週間あまりたっても症状の改善は見られなかった。患者は「一日中吐き気が続くので、もうつらくて……」と暗い表情で訴えたため、主治医は「ずいぶんつらそうですが、もし今のしんどさがとれたら、気分も違うでしょうか？」と尋ねたところ、「この先どうなるのか、不安でいっぱいです。すごくつらいです……」と答えた。主治医は、うつ病の可能性が高いと判断して精神科の受診をすすめたが、「精神科はちょっと……」と首を横に振った。そこで、「確かに、精神科の受診をためらう方もおられます。もしよろしければ、その理由を教えていただけますか？」と尋ねたところ、「精神科ですよね？　弱い人間と思われるのがつらくて……」と話した。そこで、「気分がひどく落ち込むのは、心の強い／弱いとは関係がなく、脳のなかのホルモンバランスが崩れているのが原因です。逆に、ふだん明るく元気な人ほど、無理をして頑張ってしまうので、調子を崩しやすいことが知られています」と伝えたところ、「そうなんですね。吐き気が続いてなんとかしのいできたのですが、さすがに限界で……。では、一度、精神科の先生に相談してみたいと思います」と答えた。

ケース#3 「うつ病と考えて、自殺念慮について触れないようにしていたが、自殺未遂に至ってしまった」

😟 Before

　52歳女性。乳がんの治療目的で入院となった。手術後に強い吐き気を認めたため、制吐剤の投与を行ったが、2週間あまりたっても症状の改善は見られなかった。患者の言動などから、主治医はうつ病の可能性が高いと判断したが、自殺について尋ねるとそのことを意識させてしまうかもしれないと考え、あえて話題に出さないように努めた。夕食時、部屋に不在だったため医療スタッフが行方を探したところ、屋上に通じる階段で座っているところを発見された。患者は病室に戻った後、しばらく黙っていたが、「死んで楽になりたかった……」とポツリと話した。

看護師　自殺念慮について尋ねるのって、専門家でないとかなりハードルが高いですよね……。主治医の先生のお気持ち、とてもよくわかります。

井　上　聞きにくいというのは、どのような理由からでしょうか？

看護師　やっぱり「自殺」というワードを出すことでそれを意識させてしまい、背中を押すことになるんじゃないかって心配で……。

井　上　確かに、医療スタッフでも腫れ物に触るかのように接してしまう方は多いですね。ただ、「患者さんに自殺念慮の話題を出すことで自殺率が上がる」というエビデンスはありません。にもかかわらず、自殺念慮の有無を確認しなかったり、気づいていないかのようにふるまったりすることは、やっぱり不自然・不誠実だと思います。医療スタッフは、決して自殺の話題から逃げないこと。特にうつ病が疑われる場合は、必ず自殺念慮について尋ねるようにしてください。

看護師　わかりました。自殺について話し合うことが自殺念慮を強めるのではなく、それ自体が本人の苦痛を和らげることにもなるのですね。具体的には、どのように尋ねればよいのでしょうか？

井　上　まずは、有名な「TALKの原則」を紹介します。このTALK

とは、「Tell」「Ask」「Listen」「Keep safe」のそれぞれ頭
文字をとったもので、これを念頭において接するようにして
ください（表2-13）。

表2-13　TALKの原則

Tell	誠実な態度で話しかける
Ask	自殺についてはっきりと尋ねる
Listen	相手の訴えを傾聴する
Keep safe	安全を確保する

（看護師）　シンプルなので、とても覚えやすいです！

（井上）　自殺念慮の有無を確認するには、いろいろな尋ね方があります。
これまでにも出てきた「緩和ケア研修会」では、「気分がつらい
ようですが、すべてを終わりにしたいとか、つらくて生きていて
も仕方がないと感じることがありますか？」という文言が紹介さ
れています。

（看護師）　とても丁寧な尋ね方ですが、少し冗長に感じますね……。

（井上）　そうなんです。その上、ややオブラートな言い方になっているの
で、患者さんには理解しにくいかもしれません。私が前に経験し
たのは、「すべて終わりにしたいと感じますか？」という質問に
大きくうなずいた患者さんがいたのでドキッとしたのですが、よ
くよく聞くと「死にたい」ということではなく、「今の治療をす
べて終わりにして、早く家に帰って仕事をしたい」という意味で
した。このような誤解が生じる可能性を考えると、もう少しダイ
レクトな尋ね方がよいと思います。

（看護師）　オブラートに包むと、聞かれた側にとってもかえって答えにくく
なりそうです。先生はどのように聞いているのですか？

（井上）　私は「気持ちがつらくて、死にたいと考えることがありますか？」
と、直球で尋ねるようにしています。もし患者さんがひどくつら
そうで、切り出しにくいような場合は、前にもお伝えしたように
「聞きにくいことは『一般化』」という原則を使うのがよいと思い
ます（→ P.49）。「気持ちがつらくなると死にたくなる人もおら

> れますが、いかがでしょうか？」といった感じです。

看護師 なるほど。もしその質問に対して患者さんが否定したら、まずは一安心ですね。

井上 残念ながら、決してそうではありません。むしろ、胸の内に秘めた深刻な自殺念慮ほど、確実に実行しようと考えるため、隠される傾向にあります。また「死にたい気持ち」と「生きたい気持ち」は振り子のようなもので、その時々によってどちらに傾いているかが違うため、自殺念慮を否定する患者さんの今の言葉を鵜呑みにしてはいけません。自殺念慮については、時間をおいて、繰り返し確認することが大切です（図2-8）。

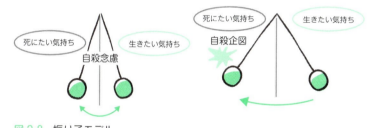

図2-8 振り子モデル

（衛藤暢明. 精神看護 2011：14(6)：11-25[6]より作成）

看護師 この振り子モデルを見て思い出したのですが、先日入水自殺を図った方がうちの病院に運ばれてきたんです。結果的に身体のほうに大きな問題はなく、本人も「あの時は死にたいと思ったけど、今はもう大丈夫です」と退院を強く希望したんですが、精神科の先生は逆に精神科病棟への入院を提案されました。その瞬間は「生きたい気持ち」に傾いていたとしても、家に帰って一人になったら、また「死にたい」のほうへ大きく振れる可能性があるということですね。

井上 その通りです。特に自殺企図のあった患者さんでは、慎重すぎるくらい慎重に対応するのがよいと思います。私は精神科医として、過去に患者さんの自殺を経験したことがあり、今もつらい気持ちを抱えています。でも、私のつらさなどとは比較にならないくらい、その時の患者さんはもっとつらかったのだと思いますし、遺されたご家族にも本当に申し訳なく、これからも十字架を背負っ

て生きていく覚悟です。そんな自分に、自殺対策を語る資格など
ないのですが、亡くなられた患者さんは天国で同じような人が少
しでも減ることを願っておられると思いますし、私にできること
やすべきことをこれからも模索していきたいと考えています。

看護師　そんなことがあったのですね……。精神科の先生は、患者さんか
ら「死にたい」と言われることが多いのでしょうか？

井上　そうですね。うつ病で自殺念慮を抱えている患者さんを診る機会
がありますし、自殺企図で患者さんが病院に搬送されると救急外
来から呼ばれるので、患者さんが「死にたい」と口にされる場面
によく遭遇します。患者さんから「死にたい」と言われると、私
は毎回動悸がして息苦しくなり、頭のなかでいろいろな思いが錯
綜する感じになります。

看護師　先生くらいのベテランになると、冷静に話を聴かれるのだろうと
思っていました。

井上　決してそうではありませんし、むしろ「絶対に慣れてしまっては
いけない」と自分に言い聞かせています。確かに以前は、精神科
医としてつとめて冷静にならなければと考えていたのですが、私
は医者である前に一人の人間でもあるわけで、目の前の人が「死
にたい」と言っている状況で、冷静になれるはずがありません。
でも「どうすればいいのだろう？」「自分に何ができるのだろう？」
などとあれこれ考えるからこそ動揺するわけで、そのことが相手
にとって「自分のことを気にかけてくれている」とか「自分のた
めに一生懸命考えてくれている」という安心感につながればと
願っています。

看護師　先生が前に言われていたように、「自分のことを気にかけてくれ
ている人がいる」ということが、患者さんにとって心の支えにな
るのですよね。でも私なら、すぐパニックになるだけでなく、急
いで精神科の先生に連絡してしまうかもしれません。

井上　そうしたくなる気持ちはよくわかるのですが、患者さんは自分の
ことを信頼した上で、思いきって「死にたい」というつらい気持
ちを打ち明けてくれたわけです。精神科に紹介する前に、まずは
そのままコミュニケーションを続けることが何よりも大切だと思
います。その際、すぐに情報を集めようとして「死にたいのはい
つからですか？　手段は？？」などクローズド・クエスチョンを

多用して詰問調になりがちですが、「死にたくなるくらい、つらかったのですね……。どのようなことがつらかったのか、もしよければ教えていただけますか？」と尋ねるのがよいでしょう。

看護師 なるほど。「死にたい」というテーマをダイレクトに扱うのではなく、「つらさ」という言葉に置き換え、それについて話してもらうのですね。

井上 そうすると、なぜ死にたいと思ったのか、その理由や背景が見えてきます。患者さんが感じる苦痛には、①身体症状、②精神症状、③社会的問題、④心理的問題、⑤実存的問題の５つが関連しています。もし患者さんが話しにくそうにしている場合、表2-14を念頭に置き、順番に確認していくのも１つの方法です。

看護師 この順番に評価すれば、見落としも少なくなりそうです。そして理由や背景がわかれば、とるべき対応もおのずと見えてくるかもしれませんね。

井上 その通りです。あと、一般病棟に入院している患者さんのなかには、「死にたい」が実は自殺念慮ではなく、「死にたいくらいつらい」という、つらさの最上級としての表現のことがあります。これも、コミュニケーションを続けることで見えてくるはずです。

看護師 よくわかりました。まずはオープン・クエスチョンを用いて患者さんのつらさを尋ね、ねぎらいの気持ちや共感的な態度を示しながら、ゆっくり傾聴することですね。

井上 その上で、自殺のリスクを評価することも重要です。自殺の切迫度が高いかどうかを見極める際、自殺の計画性（計画の有無およびその具体性）を確認することがポイントになります（表2-15）。

看護師 つまり、自殺の計画が具体的であればあるほど、危険性が高いと考えられるのですね。もし自殺のリスクが高いと判断される場合、精神科の先生も含めて、医療スタッフ間で早急な対応を考えていきたいと思います。

井上 今回は以上です。最後に、もう少し自殺対策について学びたい方向けに、おすすめの書籍を紹介しておきます（表2-16）。

看護師 参考にさせていただきます！

表 2-14　患者さんが感じる苦痛

		評　価
	①身体症状 ADL	□痛み（部位　　　　） □倦怠感 □消化器症状（吐き気） □便秘 □呼吸困難感 □食欲低下 □その他
	②精神症状	□不眠 □身体疾患に伴う症状 □認知機能（意識・記憶）障害 □精神病症状（幻覚妄想） □パーソナリティ・発達の障害 □うつ病・うつ症状 □不安症状・障害（パニックなど） □適応障害 □重度な心理的症状・問題 □了解不可能な怒り
	③社会的問題	□経済的問題（お金） □仕事 □家族との関係 □友人との関係 □家族・親戚の背景・問題 □生活 □居住 □介護
	④心理的問題	□心理的反応（ストレス反応）・行動の評価 □パーソナリティ □コミュニケーションの問題 □了解可能な怒り □疾病の理解・決める力・大きなバイアス
	⑤実存的問題	□希望がない □他者の負担になりたくない □最後まで闘いたい □人として尊重される自立 □信仰・宗教 □残された時間を知りたい・知りたくない □役割を果たす・果たせない □心の準備ができる・できない

（平井　啓．総合病院精神医学 2016；28(4)：310-7.[7] より作成）

表 2-15　具体的計画性の例

	例
時期を決めている	「〇月〇日に」 「〇の記念日に…」 など
手段を決めている／確保している	「練炭を買った」 「ロープを用意している」 など
場所を決めている	「自殺の名所を調べている」 「思い出のある場所に行く」 など
予告している	「これから死ぬ」とメールをする 「自殺するしかない」と口にする など
死後の準備をしている	「保険会社に電話する」 「遺書を書く」 など

（大塚耕太郎, ほか. 精神科救急医療ガイドライン　2022 版：春恒社；2022. p166-219[8]より作成）

表 2-16　自殺対策に関心が高い方向けの書籍

- ・日本精神科救急学会. 精神科救急医療ガイドライン 2022 年版：日本精神科救急学会；2022.
- ・日本自殺予防学会. 救急医療から地域へとつなげる自殺未遂者支援のエッセンス HOPE ガイドブック：へるす出版；2018.
- ・日本臨床救急医学会. 救急現場における精神科的問題の初期対応 PEEC ガイドブック 改訂第 2 版：へるす出版；2018.
- ・認定病院患者安全推進協議会. 病院内の自殺対策のすすめ方 改訂版. 患者安全推進ジャーナル 2011；別冊.

😊**After**✨

　52 歳女性。乳がんの治療目的で入院となった。手術後に強い吐き気を認めたため、制吐剤の投与を行ったが、2 週間あまりたっても症状の改善は見られなかった。患者の言動などから、主治医はうつ病の可能性が高いと判断し、念のため「気持ちがつらくて、死にたいと考えることがありますか？」と尋ねたところ、患者はしばらく黙った後で小さくうなずいた。そこで主治医は、「死にたくなるくらい、つらかったのですね……。どのようなことがつらかったのか、もしよければ教えていただけますか？」と尋ね、患者は涙を流しながら「実は……」とポツリポツリ語り出した。

| ケース#4 | 「強い不安を認めたため、『気にしないように』と伝えたところ、さらに不安が強くなってしまった」 |

😞 Before

　28 歳女性。切迫早産のため、産婦人科病棟へ入院となった。入院後、動悸や息苦しさ、手足のしびれ感などが出現し、強い不安を訴えた。検査を行うも特に異常所見はなく、精神的な要因と考えられたため、主治医は患者に「ストレスによるものなので、心配はいりません」などと説明したが、終始心配そうな表情で聞いていた。その後、看護師が訪室した際、患者は「ドキドキして、息が吸いにくい感じになるんです。本当に大丈夫なんでしょうか？」と話すため、「気にしすぎると、よくないですよ」と伝えたが、患者は「あ、また息が苦しくなってきました……」と再び不安な様子で訴えた。

看護師 この患者さん、不安に加えて動悸や息苦しさなど、精神症状だけでなく身体症状も見られていますね。

井 上 これらは、いわゆる「パニック発作」の症状と考えられます。パニック発作では、強い不安に伴って、さまざまな自律神経症状が見られます。具体的には、表 2-17 の症状のうち、4 つ以上を認めます。

看護師 われわれは日常的に「パニックになる」という表現を使いますが、きちんとした診断基準があったのですね。

井 上 その通りです。これらの症状は、時間や場所に関係なく突然発症し、数分以内でピークに達します。そして、「このまま死んでしまうのではないか？」という強い恐怖感に襲われるのが特徴です。発作を繰り返すことで「また発作が起こるのではないか」という予期不安が見られるようになるため、再び発作が起こりやすくなります。

看護師 ずいぶんつらそうですね……。

井 上 ただ、本人のつらさは周囲から理解されにくく、症状自体 10 〜 20 分もすれば落ち着くことから、「大げさな……」とか「経過を見ればそのうち治るだろう」などと軽視されがちです。十分な説

表 2-17　パニック発作の症状

| 1. 動悸、心悸亢進、または心拍数の増加 |
| 2. 発汗 |
| 3. 身震いまたは震え |
| 4. 息切れ感または息苦しさ |
| 5. 窒息感 |
| 6. 胸痛または胸部の不快感 |
| 7. 嘔気または腹部の不快感 |
| 8. めまい感、ふらつく感じ、頭が軽くなる感じ、または気が遠くなる感じ |
| 9. 寒気または熱感 |
| 10. 異常感覚（感覚麻痺またはうずき感） |
| 11. 現実感消失（現実ではない感じ）または離人感（自分自身から離隔している） |
| 12. 抑制力を失うまたは「どうかなってしまう」ことに対する恐怖 |
| 13. 死ぬことに対する恐怖 |

（American Psychiatric Association（日本精神神経学会監訳）. DSM-5-TR 精神疾患の診断・統計マニュアル：医学書院；2023. p121[9] より）

明のないまま放置されると、患者さんの不安はさらに強くなり、結果的に発作を繰り返すようになってしまうのです。

（看護師）このケースでは、「考えすぎないように」とアドバイスしていますが、初期対応が大きな鍵を握っていそうですね。

（井上）全く同感です。パニック発作を認める患者さんへのアドバイスのポイントは、大きく3つあります。1つ目は、パニック発作というものについてわかりやすく説明すること。2つ目は、具体的な対処法について話し合うこと。そして3つ目は、今後の見通しを明確に伝えることです。

（看護師）順番に教えてください。

（井上）まず、1つ目です。パニック発作について、私は表のように説明しています（表 2-18）。

（看護師）なるほど。1つ1つ噛み砕くことで、とてもわかりやすくなりますね。

（井上）パニック発作を説明する際、自律神経の話は絶対に必要だと思いますが、できるだけ平易な言葉や表現を用いて、丁寧に解説することが大切です。なお、不安が強い患者さんは、長い話を聞く気持ちのゆとりがありません。そこで、なるべく1つの文章を短くして、なおかつ1つ1つ区切るなど、メリハリのついた伝え方がよいでしょう。

表 2-18　「パニック発作」についての説明の仕方

・自律神経とは、身体の状態を自動的に調整している神経のことです
・自律神経には、交感神経と副交感神経の 2 種類があります
・活動している時は交感神経の働きが活発になり、脈拍や血圧が上がったり、汗をかいたりします。逆にリラックスしている時は、副交感神経の働きによって、脈拍や血圧は下がります
・これを車で例えると、交感神経はいわばアクセル、副交感神経がブレーキです。この 2 つがバランスを取りながら働くことで、身体の状態を健康に保っています
・○○さんの場合、不安が強くなったことで交感神経の働きが過剰となり、動悸や息苦しさなどの自律神経症状が強く出てしまい、それによってまた不安が強くなる、といった悪循環が見られています。これが、パニック発作と呼ばれるものです

（看護師）　話をシンプルにする工夫が必要ということですね。

（井上）　このように説明した上で、「決して心臓や肺などに異常があるわけではないので、絶対に死ぬことはありません」などと安全を保証しましょう。ここはとても重要なポイントで、なるべく断定的に伝えるのがよいと思います。

（看護師）　単に「大丈夫ですよ」などと漠然とした言葉をかけるのではなく、「何が起こっていて、なぜこうなっているのか」について明確に伝えた上で、安心感をもってもらえるような声かけをするのが大切ということですね！　では、2 つ目の「具体的な対処法」について教えてください。

（井上）　精神科の専門家であれば、例えば患者さんに日記をつけてもらってパニック発作を客観的にモニタリングしたり、不安階層表などを利用して恐れている状況への段階的な曝露を行ったりします。ただし、これらの心理教育は一般病棟のスタッフにとってハードルが高すぎますし、そもそも身体の病気で入院している患者さんに対してこれらを行うのは体調的にも無理があるので、私なら薬物療法を行います。

（看護師）　どのような薬を使うのでしょうか？

（井上）　アルプラゾラム（ソラナックス®、コンスタン®）などの抗不安薬です。いわゆる安定剤ですね。

（看護師）　安定剤はクセになるので、使わないほうがよいのではないでしょうか？

| 井 上 | もちろん、その考え方はとても重要ですし、今回のケースは妊婦さんなので、慎重さが求められる面はあります。ただし、不安が強くなることで安静を保てず、本来の治療に支障をきたすようであれば、入院中という短期間だけ抗不安薬を使うのは十分許容されると思います。最近は「ベンゾジアゼピン受容体作動薬＝悪」という考え方が主流ですが、「絶対に使わない」ということではなく、患者さんの不安やつらさに応じて、バランスを考慮しながら、柔軟に対応することも時には必要と思います。 |

| 看護師 | もし抗不安薬を使う場合、患者さんにはどのように説明するのでしょうか？ |

| 井 上 | 不安と自律神経症状との関係についてはすでに説明しているので、あとは「この悪循環を断ち切ることを目的として、薬を上手に使ってみましょう」と伝えるのがよいと思います。そして患者さんには、「発作が起こってからでもいいし、起こりそうな時に使っても大丈夫ですよ」と伝えるなど、まずは頓服としての使用をおすすめするのがよいでしょう。 |

| 看護師 | 使うべきかどうか、迷う時はどうすればよいのですか？　なるべくガマンしてもらったほうがよいのでしょうか？ |

| 井 上 | 正解はないのですが、私の場合は「もし薬を使うかどうか迷った場合は、ぜひ使うようにしてください」とアドバイスしています。「使うべきか迷う」というのは、よっぽどの状況と考えられます。患者さんは強い不安に圧倒され、自己コントロール感を失っていることがほとんどです。そこで、薬を飲んだら症状が落ち着き、安心感を得ることができた、という成功体験を重ねていくことが大切です。 |

| 看護師 | とてもよくわかりました。そのほかの対処法についても教えてください。 |

| 井 上 | そうですね。「決して死ぬことはなく、しばらくするとおさまる」と自分に言い聞かせながら、ゆっくり深呼吸をするのがよいでしょう。また、歌を歌ったり、音楽を聴いたり、ガムを噛んだりするなど、自分なりのリラックス法を見つけることも大切です。 |

| 看護師 | 対処法として多くの選択肢をもっていれば、それだけでも安心材料になりますね。 |

| 井 上 | まさにその通りです。なお、入院中はできることが限られますが、 |

リハビリテーションで気がまぎれる場合もあります。身体を動かすことは、気分転換になるだけでなくリラックス効果が得られますし、何より患者さんにとって気軽に雑談ができるひと時にもなります。

（看護師）一日中ベッド上でじっと横になっている患者さんにとっては、とても貴重な時間ですよね。

（井　上）あとは、睡眠の確保です。不安が強い患者さんのなかには、眠れるようになるだけでずいぶん落ち着く人もいるので、睡眠はとても大切だと思います。

（看護師）よくわかりました。

（井　上）1点、とても大切なことをお話ししておきたいと思います。パニック発作を経験した患者さんは、もう二度と発作を起こしたくないので、「発作のことを考えないようにしよう！」となりがちです。

（看護師）今回のケースでは、看護師さんも「気にしないように」とアドバイスをしています。もしかして、それがよくなかったのでしょうか？

（井　上）実はそうなんです。これについては、「シロクマ実験」が有名です。

（看護師）初耳です。どのような実験なんですか？

（井　上）ある集団にシロクマの映像を見せた後、Aというグループには「シロクマの映像を覚えておくように」、Bというグループには「シロクマの映像を考えないように」と指示したところ、一定の時間が経過した後でシロクマの映像をよく覚えていたのは、なんとBグループのほうだったのです（図2-9）。

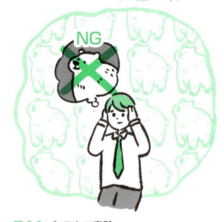

図2-9　シロクマ実験

看護師 そうなんですか!? すごく意外です……。

井上 ですよね。実は、ある物事を「考えないようにしよう」とすると、脳はかえってそれに意識を向けてしまうことが知られています。

看護師 なるほど。「タバコをやめよう！」と強く考えることでタバコのことが頭に浮かんでしまい、余計にタバコが吸いたくなるのと同じですね。

井上 その通りです。そこで「発作を起こさないように」と考えるのではなく、「もし発作が起こったとしても、決して死ぬことはないし、薬もあるし、ガムを噛めば落ち着いてくるし、そのうち必ずおさまるから大丈夫！」のように思えることが大切です。そうなれば、発作は徐々に少なくなっていきます。

看護師 まさに逆転の発想ですね。とてもよくわかりました。

井上 最後、3番目の「今後の見通しを伝える」についてです。ここで大切なのは、「症状は少しずつ落ち着いてくるので、焦らず相談しながら進めていきましょう」ということを、丁寧な言葉と態度で伝えることです。

看護師 やっぱり、言語的なコミュニケーションだけでなく、非言語的なメッセージが大きなポイントなんですね。

井上 その通りです。なお、ここまでお話ししてきたことは、実はパニック発作に限らず、不安の強い患者さんの大半に応用できます。不安が強くなると、多くの場合、それによってさまざまな身体症状があらわれてきます。動悸や息苦しさだけでなく、不眠などもそうですよね。そこで今回のように、不安と自律神経症状との関係についてわかりやすく説明し、その悪循環をとるための対処法を話し合うことが重要です。

看護師 話し合うこと自体、患者さんの安心感にもつながりそうですよね。

井上 そうですね。最後になりますが、甲状腺機能異常、てんかん、心血管系疾患、低血糖や物質使用（カフェイン、コカイン、メタンフェタミンなどの使用や中毒）などによってもパニック発作のような症状をきたす場合があるため、初発のパニック発作時はこれらの除外が必要です。精神科医は、患者さんの精神症状に対して、まずは身体疾患や薬が原因となっている可能性を考えます。どんな人でもストレスの1つや2つは必ずあるので、ともすればすぐに精神的な要因と決めつけてしまいがちです。

（看護師）　隠れた身体疾患を見逃さないことも大切ですね。気をつけます！

😊 After ✨

　28歳女性。切迫早産のため、産婦人科病棟へ入院となった。入院後、動悸や息苦しさ、手足のしびれ感などが出現し、強い不安を訴えた。検査を行うも特に異常所見はなく、精神的な要因と考えられたため、主治医は患者に「検査では特に問題はなかったので、その点はどうかご安心ください。ただ、ではなぜ動悸や息苦しさなどの症状が出たのか、今後はどのように対処すればよいのかなど、いろいろご不安かと思います。今から1つ1つ、ご説明していきますね。まず、『自律神経』って、聞いたことはありますか？」と尋ねた。患者は「聞いたことはありますが、あまりよくわかっていません」と答えたため、主治医は「そうでしたか。では、順番にご説明しますね。まず、自律神経とは、身体の状態を自動的に調整している神経のことです……」

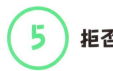

5 拒否的である

ケース#1　「ケアを行おうとしたが、手を払いのけるなど、強く抵抗されてしまった」

Before

76歳男性。近医で認知症と診断されている。自宅で転んで尻餅をつき、腰椎圧迫骨折のため入院となった。入院3日目、見当識は保たれており、つじつまの合わない言動や幻覚なども見られなかったが、担当看護師がベッド上で体位変換を行おうとした際、険しい表情で看護師の手を強く払いのけた。看護師は「なんでそんなことするんですか？　協力してもらわないと困ります！」と話したところ、看護師の手をつかんだまま離さず、興奮状態となってしまった。

看護師　このケースのように、認知症の患者さんがケアや介助を拒否することって、とても多いような気がします。

井上　入院患者さんは年々高齢化しているので、認知症の人もかなり増えましたよね。ケアや介助を拒否されると、医療スタッフはすぐに薬剤を投与したり、安易に身体拘束を行ったりしがちです。前にもお話ししたように、認知症の人の悩ましい言動には、必ず何らかの理由があります。でも、認知症のために、それをうまく伝えることができなくなっているのです。

看護師　だからこそ、医療スタッフには「想像力」が求められているのですよね。

井上　その通りです。今回のケースでも、ケアや介助を拒否したのには理由があるはずです。例の「氷山モデル」ですね（→ P.19）。

看護師　例えば、どのようなものがあるのでしょうか？

井上　では、代表的な理由を挙げてみましょう（表2-19）。

表 2-19　認知症の人がケアや介助を拒否する理由

> 1. ケアや介助に身体的な苦痛を伴う
>   → （ケアや介助に伴う）痛み／吐き気／不快感 など
> 2. ケアや介助に精神的な苦痛を伴う
>   → 羞恥心がある／プライドが傷つけられる／不安や恐怖感がある
> 3. ふだんの習慣と違う
> 4. ケアや介助の必要性が理解できていない
> 5. もともと身体的な苦痛がある
>   → 痛み／吐き気／息苦しさ／便秘など
> 6. 医療者の接し方に問題がある

（井上真一郎．一般病棟でよくある認知症患者さんの悩ましい言動の評価と対応をリエゾン精神科医がもれなく教えます：羊土社：2024．p146-53[10] より作成）

（看護師）　思っていた以上に、いろいろな理由が考えられるのですね。

（井　上）　今回のケースでは、最初に、せん妄の有無を評価する必要があります。拒否的な言動の背景にせん妄がある場合、その原因を取り除くことで落ち着く可能性があるからです。

（看護師）　「見当識障害は保たれており、つじつまの合わない言動や幻覚なども見られなかった」とあるので、せん妄の可能性は低いように思います。

（井　上）　そうですね。もしせん妄でないとすると、認知症で見られるBPSDと考えられます。BPSDの理由ですが、表2-19 の 1 〜6のうち、いくつ挙げることができるかが大きなポイントです。そして、患者さんの様子を十分観察し、可能性の高そうなものから順に対応していくのがよいでしょう。

（看護師）　優先順位をつけ、1つずつトライするということですね。

（井　上）　ここでは、「1. ケアや介助に身体的な苦痛を伴う」場合と、「2. ケアや介助に精神的な苦痛を伴う」場合について考えてみましょう。まず、ケアや介助に伴って身体的な苦痛が出てしまい、それによって拒否的となったケースです。

（看護師）　体位変換やライン確保などの際は、特に痛みが出やすいと思います。そのような時、「看護師さん、それ、すごく痛いです！」などと言ってもらえればいいんでしょうけど、認知症の患者さんではそれが難しいんですよね……。

（井　上）　もちろん、すべての認知症の人がそう言えないわけではありませんが、そのような可能性を十分頭に入れておく必要はあると思い

ます。

（看護師）　どのような点に気をつければよいか、ぜひ教えてください。

（井上）　まずは、痛みの可能性に気づくことが出発点です。現場では、患者さんにどのような様子が見られたら痛みがあると判断していますか？

（看護師）　そうですね。身体の向きを変えたり身体に触れたりした時、患者さんが顔をしかめるような表情をすれば、「痛みがあるのでは？」と考えたりします。そのほか、患者さんが特定の部位を押さえたりさすったりしている場合も痛みを積極的に疑います。

（井上）　いずれも、とても重要な視点ですね。そのほか、「眉間にしわを寄せる」「歯を食いしばる」「うめき声をあげる」「物をつかんで離さない」「興奮する」といったことも、痛みを疑うサインです。

（看護師）　思い返すと、患者さんがケアを拒否して興奮状態となったら、興奮を鎮めることに終始してしまい、「もしかして、痛みがあるのでは？」などと考えたことはあまりありませんでした……。

（井上）　繰り返しになりますが、認知症の人は痛みをうまく表現できないことがあるため、周囲から過小評価されがちです。われわれ医療スタッフは、患者さんの表情や声、呼吸、態度など、非言語的メッセージに着目するようにしましょう。

（看護師）　痛みの可能性に気づいたら、次はどうすればよいのでしょうか？

（井上）　痛みというのはあくまでも自覚症状なので、残念ながら検査ではわかりません。そこで、たとえ認知症であっても、まずは患者さんに尋ねるのがよいでしょう。

（看護師）　どのように尋ねればよいのでしょうか？

（井上）　この場合、痛みに関する情報がほしいので、ダイレクトに尋ねることです。ただし、認知症の人は、オープン・クエスチョンで尋ねられても、どのように答えたらよいかわからないことがあります。そこで、「痛いですか？」というように、クローズド・クエスチョンで聞くと答えやすいように思います。

（看護師）　なるほど。あえて、クローズド・クエスチョンを使うということですね。ただ、深く考えずに「はい」と言ってしまう人もいそうですよね……。

（井上）　特にアルツハイマー型認知症の人は、場合わせ応答や取り繕いの一環として、聞かれたことになんでも「はい」「はい」と答える

傾向があります。そこで、一度痛みについて尋ねた後、少し時間をおいて、違う角度から尋ねてみるのがよいでしょう。

(看護師) どういうことでしょうか？

(井 上) 例えば、「痛いですか？」という質問に対して「はい」と答えた後、少し別の話をしてから、今度は「痛くはないですか？」と聞いてみるのです。

(看護師) なるほど。後半の質問にも「はい」と答えた場合、返答に一貫性がないと考えられるため、痛みが原因ではないかもしれません。逆に、「いいえ。痛いです」と答えた場合は、なるべく痛みが出ないようなケアや介助を考えればよいのですね。

(井 上) その通りです。痛みがあると考えられる場合、今行っているケアや介助について、改めて振り返ることが大切です。頻度を見直すほか、時間帯を工夫したり、時間を空けてみたりすることも意外に有用です。

(看護師) よくわかりました。これからは、患者さんの非言語的なメッセージを確実にキャッチし、対応に活かしたいと思います。

(井 上) 医療スタッフが対応を工夫し、うまくいけば達成感が得られますし、自己効力感のアップにつながります。もしうまくいかなくても、決して悲観する必要はなく、次の作戦をみんなで考えていけばよいのです。

(看護師) とてもよくわかりました。

(井 上) ではもう1つ、ケアや介助を行った際に、今度は精神的な苦痛が出てしまい、そのことで拒否的になった場合です。

(看護師) 先ほどの表2-19では、「羞恥心がある」「プライドが傷つけられる」「不安や恐怖感がある」の3つが挙げられていました。まず羞恥心についてですが、オムツ交換やトイレ介助の際、患者さんに強く拒否されたことがあります。

(井 上) 決して認知症に限った話ではなく、ほとんどの人が「排泄行為は、最後まで自力で行いたい」と考えています。にもかかわらず、処置中にカーテンが開けっ放しだったり、ほかの人に聞こえるような声で「オムツを替えますよ」と言ったりすることは、絶対にあってはなりません。

(看護師) うちの病棟では、なるべく同性の看護師がケアや介助を行うようにしています。

井　上 それはいい方法ですね。患者さんの羞恥心を理解し、それに配慮したかかわり方や声かけを行うようにしましょう。

看護師 十分気をつけるようにします。次の「プライドが傷つけられる」というのも、よく経験しますね。

井　上 患者さんは、「自分でもできる」と考えていることを介助されると、ひどく傷ついてしまい、それが拒否につながる可能性があります。

看護師 なんでも介助をするのではなく、何ができて何ができないのかを見極めて、そのことを患者さんと共有することも大切ですね。

井　上 できることは本人にやってもらい、できないことに対してケアや介助を行うことです。そのほか、意識的に患者さんの名前を呼ぶなどして、相手を尊重している姿勢を伝えるのもよいと思います。「○○さん、△△については、私がお手伝いをしてもよろしいでしょうか？」という感じです。

看護師 とても参考になります。では、最後の「不安や恐怖感がある」ですが、恥ずかしながら私には盲点でした……。

井　上 いきなりケアや介助が始まると、患者さんは「この先、いったい何をされるのだろう」といった不安や恐怖感に襲われることがあります。

看護師 今さらですが、医療スタッフは日常的に行っていることでも、患者さんにとっては非日常の連続ですよね……。わからないことばかりで、きっと不安でいっぱいだと思います。

井　上 残念ながら、医療スタッフはそのあたりへの想像力が働きにくいのかもしれません。私の知り合いの看護師さんも、「自分が病気になって入院し、患者さんの立場になって初めて、『主治医や看護師さんって、今の自分がどのような状態にあって、今後どんな方針なのかについて、ほとんど説明してくれないんだなあ』と不安に感じたと同時に、これまでの自分の対応を強く反省した」と言われていました。

看護師 とても的を射た話ですね。私も、今後ケアや介助を行う際には、その内容だけでなく段取りや流れなどについて、前もってわかりやすく説明することを心がけたいと思います。

井　上 例えば、いきなり「今からシャワーを浴びましょう」と伝えるのではなく、まずはシャワー室までお連れし、そのなかを見てもらうなど、本人がイメージできるようにすることが大切です。その

上で声をかけるのが効果的と思います。

看護師 なるほど。具体的にイメージできると、それが安心感につながりますよね。

😊 After ✨

76歳男性。近医で認知症と診断されている。自宅で転んで尻餅をつき、腰椎圧迫骨折のため入院となった。入院3日目、見当識は保たれており、つじつまの合わない言動や幻覚なども見られなかったが、担当看護師がベッド上で体位変換を行う際、隣のベッドとの間のカーテンが閉まっていることを確認した上で、患者だけに聞こえるくらいのトーンで、「これから、服の着替えをお手伝いしようと思うのですが、よろしいでしょうか？」と尋ねた。患者は「はい、いいですよ」と答えたため、看護師は「まず、上の服を脱ぐところから始めますね。体を少し右に向けていただこうと思います。では、身体に触れますね」と伝えて体位変換を始めようとしたところ、患者は顔をしかめ、歯を食いしばる様子が見られたため、「すみません。痛かったですか？」と尋ねたところ、患者は大きくうなずいた。「では、いったん体の向きを戻しますね」と仰向けにした後、「痛い思いをさせてしまって、すみませんでした。どこが痛かったですか？」と尋ねた。

ケース#2 「食事をもっていったが、食べようとすることなく、横になってしまった」

☹ Before

78歳女性。近医で認知症と診断されている。気管支喘息にて一般病棟へ入院した。薬物治療で徐々に改善傾向となったが、食事量の少ない状態が続いていた。見当識は保たれており、つじつまの合わない言動や幻覚なども見られなかった。看護師が食事をもっていったものの、少し口をつけただけで、すぐに食べるのをやめてしまった。そこで、「ごはんを食べないと、いつまでたっても家に帰れませんよ！」などと強い口調で説得したが、今度は横になってしまった。

| 看護師 | 今回も認知症の患者さんですね。食事を食べない患者さんもすごく多いです……。 |

井 上　ケース1と同じく、まずはせん妄を否定しなければなりません。今回は、特に「低活動型せん妄」を疑う必要があります。

看護師　低活動型せん妄の特徴について教えてください。

井 上　その名の通り、全体的に活動性が低下します。口数が少なくなり、周囲のことに無関心、一日中傾眠で、臥床傾向が見られます。自ら訴えることは少ないのですが、幻覚を認めることもあります。そのほか、食事量が減ることも多いため、今回のケースでは、必ず低活動型せん妄の有無を評価しましょう。

看護師　「見当識は保たれ、つじつまの合わない言動や幻覚なども見られなかった」とあるので、せん妄の可能性は低そうです。

井 上　そうですね。もしせん妄でないとすると、ケース1と同じように、認知症で見られる BPSD と考えられます。まずは、「食事を食べない」理由を考えてみることが大切です。表 2-20 にまとめておきます。

看護師　正直なところ、「食事を食べようとしない理由」が、こんなにたくさんあるとは思ってもみませんでした……。

井 上　多くの医療スタッフが、同じような感想をもつと思います。そう考えると、個人の知識や経験、そして「想像力」には限界があるということですよね。だからこそ、多職種が連携し、それぞれの専門性や経験などをもち寄って、十分話し合うことが大切です。

看護師　本当にそう思いました。では、この患者さんに対するアプローチを教えてください。

井 上　まず、「食事を食べようとしない」という行動の理由を考える際、患者さんの様子をよく観察することが重要です。例えば、キョロキョロと周りを気にしたり、テレビのほうばかり見ていたりする場合、どう考えますか？

看護師　食べることに集中できていない感じですね。

井 上　その通りです。そうなると、集中力を高めるために、静かな場所で食事をしたり、テーブルに食べ物以外の物を置かないようにしたり、ベッド周囲を片付けたりすることが有効です。

看護師　「次はどれを食べますか？」などと声をかけて、注意を引くのもよさそうです。

表 2-20　認知症の人が食事を食べようとしない理由

---

1. 食欲がわかない
   → 五感で食べ物を感じることができない／活動量が低下している
2. 味覚障害がある
   → 食事の影響／薬の影響
3. 嚥下機能が低下している
   → 加齢によるもの／薬の影響
4. 通過障害がある
5. 口腔内のトラブルがある
6. ふだんの習慣と違う
7. 身体的な苦痛がある（特に便秘）
8. 日中の眠気がある
9. 適応障害
10. うつ病
11. アパシー
12. ケアや介助に精神的な苦痛を伴う
13. 食べることに集中できていない
14. 食べ方がわからない
15. 食べ物ということが認識できていない
16. 医療者の接し方に問題がある

（井上真一郎．一般病棟でよくある認知症患者さんの悩ましい言動の評価と対応をリエゾン精神科医がもれなく教えます：羊土社；2024．p154-65 [1] より作成）

井上　では、食べている最中に「顔をしかめる」「口を固く結ぶ」といった表情があれば、どうでしょうか？

看護師　表 2-20 で考えると……、「口腔内のトラブル」でしょうか。

井上　正解です！　意外と盲点なのですが、実は口内炎や舌炎、虫歯、入れ歯のかみ合わせなどが、食事がすすまない原因になっていることがあります。

看護師　その意味でも、口腔内の観察はとても重要ですね。

井上　今回の「少し口をつけただけで、すぐに食べるのをやめてしまった」というエピソードは、何が考えられますか？

看護師　どうも、食欲がなさそうな気がします。

井上　私も、その可能性が高いように思います。食欲がない患者さんの場合、ふだんはどのように対応していますか？

看護師　そうですね。例えば、患者さんが好きなものを準備することがあります。

井上　確かに、好きなものなら食べられることもあるので、とてもいい

アイデアですね。ただ、好物にはかなり個人差があるので、本人からうまく聞き出せない場合は、患者さんのことをよく知るご家族に尋ねてみることが重要です。

（看護師）　そういえば、逆に苦手なものが目の前にあることで、食欲がわかない人もいます。それも、ご家族に確認すればいいのですよね？

（井上）　その通りです。お肉は好きでも、例えば「鶏肉」はダメ、という人もいます。

（看護師）　できるだけ具体的に確認するのがよさそうです。あと、食事の内容や食事形態などの工夫も大切ですね。

（井上）　そのあたりは、専門家である管理栄養士や栄養サポートチーム（Nutrition Support Team：NST）などへ、積極的に相談するのがよいでしょう。

（看護師）　あと、前に自分が入院した時、「病院の食事って、美味しくないなあ……」と感じたことがあります。

（井上）　自分が患者さん側になってはじめて気がつくことって、とても多いですよね（苦笑）。ところで、病院の食事が美味しくなかったのは、なぜだったんですか？

（看護師）　味付けが薄くて、しかもすっかり冷めていましたし……。

（井上）　なるほど。それも大きな理由の1つだと思いますが、実は落とし穴があるんです。

（看護師）　なんでしょうか？

（井上）　われわれが食事をする際、必ず五感を使っていますよね。例えばハンバーグを食べる時には、デミグラスソースの旨そうな匂い、鉄板からのジュージューという音、そして湯気が上がってこんがり焼けたお肉……。味覚だけでなく、嗅覚、聴覚、視覚などをフル稼働させています。

（看護師）　想像するだけで、涎が出てきました（笑）。

（井上）　ちなみに、食べて「美味しい!!」と感じた時の、味覚が占める割合って、どのくらいだと思いますか？

（看護師）　えーっと……。80％くらいですか？

（井上）　とんでもない。実は、1％程度というのが定説です。

（看護師）　まさか……。では、何が一番大きいのでしょうか？

（井上）　多くの文献を確認したところ、視覚が85％程度と言うことです。『人は見た目が9割』（竹内一郎、新潮社；2005）というベスト

セラー本がありますが、食べ物も同じみたいですね（図2-10）。

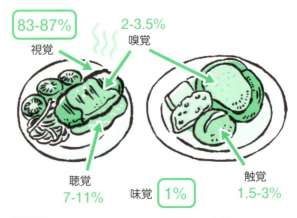

図 2-10 「美味しい!!」と感じる時の五感の割合

（看護師）そう考えると、病院の食事でも、色合いや盛り付け方、器など、見た目を工夫することはとても大事なんでしょうね（図2-11）。

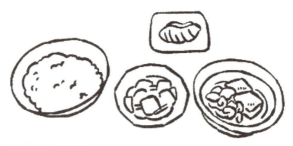

図 2-11 病院食

（井 上）もともと魚が好きな患者さんが、魚に全く手をつけようとしなかったので不思議に思って尋ねると、「なんの魚かわからん！」って怒られたことがあります。確かに、切り身だけではよくわかりませんし、食べる気も失せてしまいますよね。最低限、メニューを書いた紙を、手元に置いておく必要があると思います。そのほか、入院するとほぼ一日中ベッド上で過ごすので、おなかがすかないのも当然かもしれません。

| 看護師 | ふだんと比べて、活動量がグッと落ちますよね。

| 井 上 | そう考えると、入院中でもできることとして、積極的にリハビリテーションを取り入れたり、睡眠のリズムを整えたりすることはとても重要だと思います。

| 看護師 | 先生によっては、リハビリテーションのオーダーをあまり出さないこともあるので、看護師のほうから提案するようにしたいと思います。先生への提案ということでは、食事を食べようとしない患者さんに対して、つい「食欲が出る薬とかってありませんか？」と聞いてしまいます。

| 井 上 | 食欲増進効果のある薬には、スルピリド（ドグマチール®）やミルタザピン（リフレックス®／レメロン®）などがあります。ただし、スルピリドは高齢者が内服するとパーキンソン症状をきたしやすく、転倒などによる二次合併症のリスクがあります。また、ミルタザピンは翌日へのもち越しが強く、高齢者では傾眠傾向となりやすいことから、いずれの薬も安易な投与は避けるべきです。

| 看護師 | まずは非薬物療法を優先する、ということですね。肝に銘じておきます！

☺ After ✨

　78歳女性。近医で認知症と診断されている。気管支喘息にて一般病棟へ入院した。薬物治療で徐々に改善傾向となったが、食事量の少ない状態が続いていた。見当識は保たれており、つじつまの合わない言動や幻覚なども見られなかった。看護師が食事をもっていったものの、少し口をつけただけで、すぐに食べるのをやめてしまった。そのため、「あまり食欲がありませんか？」と尋ねたところ、患者は小さくうなずいた。看護師は、「何か食べられそうなものはありますか？　ふだん、何がお好きでしょうか？」と尋ねたが、患者は黙ったままだった。そこで、付き添いの家族に尋ねたところ、「巻きずしが大好きで、家ではよく食べるんですよ」とのことだったので、差し入れができるかについて話し合うことにした。

【文献】

1) 井上真一郎. 一般病棟でよくある認知症患者さんの悩ましい言動の評価と対応をリエ
ゾン精神科医がもれなく教えます：羊土社；2024. p49.

2) 大塚恒子. 大脳辺縁系への働きかけによる認知症看護の有効性. 仁明会精神医学研究
2018；15(1)：56-63.

3) Meagher DJ, Moran M, Raju B, et al. Phenomenology of delirium.
Assessment of 100 adult cases using standardised measures. Br J
Psychiatry 2007;190:135-41.

4) 井上真一郎. せん妄診療実践マニュアル　改訂新版：羊土社；2022. p113.

5) 柿内尚文. バナナの魅力を100文字で伝えてください：かんき出版；2021. p3-5.

6) 衞藤暢明. 特集1 死なせない　積極的にかかわる自殺予防　―自殺予防には人材教育
が不可欠！―当院の自殺予防人材養成プログラムの要点を具体的に紹介します. 精神
看護 2011；14(6)：11-25.

7) 平井　啓. 精神・心理的コンサルテーション活動の構造と機能. 総合病院精神医学
2016；28(4)：310-7.

8) 大塚耕太郎, 河西千秋, 杉山直也, 松本俊彦. 自殺未遂者対応. In：日本精神科救急
学会, 監. 杉山直也, 藤田　潔, 編. 精神科救急医療ガイドライン　2022版：春恒社；
2022. p166-219.

9) American Psychiatric Association（日本精神神経学会監訳）. DSM-5-TR 精神
疾患の診断・統計マニュアル：医学書院；2023. p121.

10) 井上真一郎. 一般病棟でよくある認知症患者さんの悩ましい言動の評価と対応をリエ
ゾン精神科医がもれなく教えます：羊土社；2024. p146-53.

11) 井上真一郎. 一般病棟でよくある認知症患者さんの悩ましい言動の評価と対応をリエ
ゾン精神科医がもれなく教えます：羊土社；2024. p154-65.

1ページでわかる！精神疾患のエッセンス3

☆精神疾患をもつ患者さんが、もし一般病棟に入院したら？

③ 認知症　＊有病率：約15％（65歳以上）

<一般病棟のスタッフが知っておきたいポイント>
・入院経過中に興奮や歩きまわる（徘徊）などがみられたら、まずはせん妄の可能性を考えて血液検査や薬剤の見直しなどを行う。もしBPSD（行動・心理症状）と考えられる場合、その言動には必ず理由があるため、その理由をつきとめて対応を行う（薬物療法を第一選択にしない）。
・抗精神病薬（セレネース®やリスパダール®など）で副作用（手の震えや過鎮静といったパーキンソン症状）が出すぎた場合、レビー小体型認知症の可能性を考え、以後は抗精神病薬の使用を避ける。

3大認知症

1．アルツハイマー型認知症（50％）：物忘れ，ゆっくり進行，からだは元気
2．脳血管性認知症（20％）：（脳梗塞に伴い）階段状に進行，麻痺などの神経症状
3．レビー小体型認知症（20％）：クリアな時とボンヤリしている時のムラがある，幻視，パーキンソン症状，抗精神病薬への過敏性

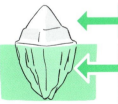

[氷山モデル]

← BPSD（行動・心理症状）　・興奮／歩きまわる

← 背景　・周囲の対応のまずさ　→　興奮
　　　　・尿意や便意　　　　　→　歩きまわる
　　　「想像力」が試されている!!

認知症の人への接し方（筆者の10か条）
1．いつも笑顔で　　　　　6．時間のゆとりをもつ
2．敬意をもって　　　　　7．表情やしぐさに着目
3．目線をキャッチ　　　　8．自分の対応を見直す
4．安心感をもってもらう　9．氷山モデルで考える
5．短い文章・平易な言葉　10．生活史に沿った対応

＊3つのロックに注意

・スピーチロック　・フィジカルロック　・ドラッグロック

1ページでわかる！精神疾患のエッセンス 4

☆精神疾患をもつ患者さんが、もし一般病棟に入院したら？

④ アルコール依存症　＊有病率：約1%

<一般病棟のスタッフが知っておきたいポイント>
・アルコール依存症と診断された（もしくは可能性の高い）患者が入院したら、離脱症状予防のための薬物療法を行う。
・入院経過中に離脱症状がみられたら、アルコール依存症は確実であるため、離脱症状の治療だけでなく、これ機として退院後の専門的な治療につなげる必要がある。

アルコール依存症の「誤解」

× 「診断がついていないから、離脱症状は大丈夫だろう」
▶ アルコール依存症の大半は診断されていないため、特に救急病棟（慢性膵炎の急性増悪、転倒による外傷、食道静脈瘤破裂など）や消化器病棟（肝硬変、食道がんなど）、耳鼻科病棟（頭頸部がんなど）では注意が必要。

× 「一日の飲酒量は『ビール1本』って言ってたので、離脱症状は大丈夫だろう」
▶ うしろめたさなどから過少申告する可能性があるため、可能な限り家族からも聴取する必要がある

[大量飲酒者の入院後経過]

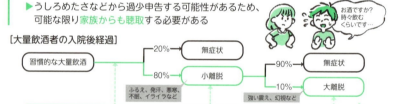

① アルコール離脱症状の出現がほぼ確実な時
例）依存症の診断があり、かつ連続多量飲酒
<定期投与>ジアゼパム 5mg（アルコールに交叉耐性のあるベンゾを選択！）1日3回（毎食後）
▶ 肝機能障害がきわめて高度な場合、ジアゼパムの代わりにロラゼパム（1回1mg 毎食後）を用いる

② アルコール離脱症状が出現する可能性がある時
例）飲酒による外傷、ただし飲酒歴は不明

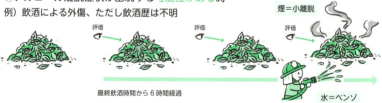

<小離脱（不眠, ふるえ, イライラなど）出現時> ジアゼパム 5mg　30分以上あけて計3回までOK
▶ この指示を使ったら、次は大離脱に備えてジアゼパム1回5mgを毎食後に定期投与する

第**3**章

ビフォー＆アフターでわかる！
実臨床における説明方法の
一工夫

井　上　第3章では、患者さんへの説明の際に知っておきたい "コツ" について、私の臨床経験を踏まえて、具体的にお伝えしたいと思います。

研修医　例えば、どのようなシチュエーションでしょうか？

井　上　1つ目が、睡眠衛生指導です。「眠れない」と訴える患者さんって、実は不適切な生活習慣を送っていて、それが不眠の原因になっていることがあります。それをほんの少し見直すだけでも、睡眠薬を使うことなく、よい睡眠がとれるようになる可能性があるんです。

研修医　生活習慣が原因とは思っていない人も多いでしょうから、とても有効ですね。

井　上　ただ、この睡眠衛生指導は、全部で12か条もあります。

研修医　えっ……。となると、診察時間内にすべて説明するのは難しそうですね。

井　上　その通りです。そこで、いかに効果的・効率的に説明するかが大きなポイントになります。後ほど詳しく説明しますが、私がおすすめするのは、12か条すべてではなく、患者さんにとって「目からウロコ」の項目だけをいくつかピックアップして説明し、あとは家に帰ってからパンフレットを読んでもらったり、動画を見てもらったりすることです。

研修医　確かに、それはタイパがいいですね。パンフレットや動画のような視覚情報も、患者さんにとって理解しやすそうです。

井　上　このほか、「せん妄の伝え方」「発達障害の特性が強い患者への検査結果の伝え方」など、全部で7つのテーマを挙げました。いずれも、少しの工夫で医療スタッフは説明がしやすくなり、また患者さんの理解が進むという、まさに win-win の内容になっていると思います。もちろん、今回もビフォー＆アフター形式で解説します。

研修医　とても楽しみです。よろしくお願いします！

① 睡眠衛生指導について

井上 患者さんから「眠れません」と言われたら、先生はどのように対応しますか？

研修医 不眠症ということですよね。さしあたり、睡眠薬を処方すると思います。

井上 確かに、そうされる先生は多いと思います。ただし、不眠症というのは、「寝つきが悪い」「ぐっすり眠った感じがしない」といった患者さんの自覚症状だけでなく、それによって日中の生活に支障をきたした状態のことです。

研修医 なるほど。つい夜の睡眠のことだけに着目してしまいますが、実際には昼間の様子を十分確認しないといけないんですね。

井上 まさにその通りです。日中の生活に問題がなければ、「不眠症」ではなく単なる「不眠」なので、睡眠薬は不要となります。

研修医 ただ、もし薬を処方しないとなると、「眠れない」と訴える患者さんには、どのようなアドバイスをすればよいのでしょうか？

井上 私がおすすめするのは、睡眠衛生指導です。表3-1 に、12か条を挙げておきます。

表3-1 睡眠衛生指導の12か条

1．睡眠時間は人それぞれ　日中の眠気で困らなければ十分
2．刺激物を避け、寝る前に自分なりのリラックス法を
3．眠たくなってから布団に入る　就寝時間にこだわらない
4．毎朝同じ時刻に起床
5．光の利用で良い睡眠
6．規則正しい3度の食事　運動習慣
7．昼寝をするなら15時前の30分
8．眠りが浅い時は積極的に遅寝・早起きに
9．睡眠中の激しいイビキや呼吸停止、脚のムズムズ感は要注意
10．十分眠っても日中眠気が強い時は専門医受診を
11．睡眠薬代わりの寝酒は不眠のもと
12．睡眠薬は医師の指示で正しく使えば安全

井 上 患者さんのなかには、「8時間は眠らないと身体によくない」と誤解していたり、「眠くはないけどなるべく早く布団に入ろう」などと誤った生活習慣を送っていたりする人がいます。

研修医 でも本人は、それが誤った考え方や生活習慣だとは思っていないわけですね。

井 上 その通りです。そこでわれわれ医療スタッフは、「患者さんは、決して自分からは言わないが、誤った考え方をしていたり、適切でない生活習慣を送っていたりするもの」という前提に立って、積極的に睡眠衛生指導を行うのがよいでしょう。

研修医 睡眠衛生指導のポイントを教えてください。

井 上 では、ビフォー＆アフターで解説しましょう。ここでは、外来の患者さんを想定してみます。

☹ Before

　不眠を訴え、日中の眠気を認める患者に対して、主治医は「『睡眠衛生』って、聞いたことはありますか？」と尋ねた。患者が首を横に振ったため、「眠れていないと感じる場合、実は誤った生活習慣を送っていることがあります。では、順番に説明していきますね。まず、必要な睡眠時間は人それぞれと言われていて、季節によっても変わることがあります。つまり、『8時間』という数字にこだわらなくてもいいんですよ。次に……」と説明したところで、患者は「先生、そんなことより、薬を出してもらえませんか？」と口をはさんだ。

研修医 この先生、忙しい診察時間のなかでせっかく丁寧に説明をしているのに、なんだか報われないですね……。

井 上 確かに（苦笑）。ただ、「今夜はぐっすり眠りたい」と強く思っている人にとって、いきなり「睡眠時間は人それぞれですよ」などと言われても、たちまち聞く耳をもたなくなるのも当然かもしれません。ポイントは、まず睡眠衛生指導の3と4について説明することです。

研修医 3と4は、「眠たくなってから布団に入る　就寝時間にこだわらない」「毎朝同じ時刻に起床」の2つですね。

井 上 ほとんどの人が、この逆をやっています。ちなみに、先生はどう

でしょうか？

研修医　確かに、翌日早い時間にカンファレンスがある場合など、「まだ眠くはないけど、0時になったからぼちぼち布団に入ろう」となりがちですね。

井上　眠くもないのに布団に入っても、そもそも眠くないわけですから、当然ながらすぐには眠れません。そうすると、脳は「布団に入っても、すぐには眠れないもの」という学習をしてしまい、翌日も、またその翌日も寝つきが悪くなってしまうのです。大切なのは、決して時間を決めず、眠くなってから布団に入ること。布団に入ってから寝つくまでの時間を、なるべく短くすることが大切です。

研修医　なるほど。逆に、朝は決まった時間に起きればよいのですね。

井上　その通りです。夜は決めた時間に寝ようと思っても難しいですが、朝であれば目覚まし時計を使って決めた時間に起きることが可能です。起きる時間が定まってくると、夜もだんだん同じ時刻に眠くなってくる。つまり、睡眠のリズムを規則正しくするには、起床時間がポイントなんです。

研修医　とてもよくわかりました！　私自身も実践してみます。

井上　この3と4は、多くの患者さんにとって「目からウロコ」なので、ぜひセットで説明しましょう。そうすると、睡眠衛生自体に関心をもってもらうことができます。

研修医　なるほど。最初に患者さんの興味を惹いた上で、残りの10項目を説明するのですね。

井上　いいえ。睡眠衛生の説明は以上です。

研修医　えっ？　2つしか説明しなくていいんですか？？

井上　医師は忙しいですし、診察時間にも限りがあります。そのようななかで、12か条すべてを説明するのは決して現実的ではありません。そこで、3と4だけ説明しておき、あとはパンフレットをお渡しして、次の診察日までに自宅で読んできてもらうのが効率的だと思います。

研修医　確かに、パンフレットがあれば視覚的に理解しやすいだけでなく、手元に残るので何度も読み返すことができますね。

井上　そして、次の診察で「どこが誤った考え方や生活習慣だったか」を患者さんから教えてもらい、それに対して医学的な説明を加えるのがよいでしょう。この方法であれば、医師にとって、睡眠衛

生指導のハードルはかなり下がるのではないでしょうか。

研修医　これまで、不眠を訴える患者さんにはすぐ睡眠薬を出していましたが、このやり方だと、不要な処方を避けることができますね。先生、パンフレットですが、どうすれば入手できますか？

井　上　睡眠薬を製造・販売している製薬会社さんは睡眠衛生に関するパンフレットを作っていることが多いので、お願いしてみるのがよいと思います。なお、そのようなパンフレットには睡眠薬の広告は掲載されていませんので、安心して使うことができます。

研修医　なるほど。では、早速相談してみようと思います。

井　上　あとは、表 3-2 に睡眠障害対処についてまとめておきますので、それをコピーして使うのもよいと思います。

研修医　ありがとうございます！

井　上　そのほか、私が岡山大学病院で勤務していた時、睡眠衛生指導に関する動画を作成しました。眠くもないのに布団に入り、お茶を飲んだりスマホを見たりして、ますます眠れなくなるという悪循環に陥っていた人が、あることをきっかけにぐっすり眠れるようになった、という 6 分程度の動画です。一般の方を対象として睡眠衛生指導についてやさしく解説していますので、患者さんへパンフレットをお渡しする代わりに、「次回までに、この動画を見ておいてください」とお伝えするのもよいでしょう。

研修医　その動画、どうすれば手に入るのですか？

井　上　YouTube にアップしているので、誰でも見ることができます。「睡眠でお困りのあなたへ」で検索していただき、もしよろしければ、ぜひ自由にご活用ください（図 3-1）。

研修医　無料なんですね。とてもありがたいです！

表 3-2　睡眠障害対処 12 の指針

1. 睡眠時間は人それぞれ　日中の眠気で困らなければ十分！
   - 睡眠時間の長い人も短い人も
   - 季節でも変化する
   - 年をとると睡眠時間は短くなる
   - 「8 時間睡眠」にこだわらない

2. 刺激物を避け、寝る前に自分なりのリラックス法を！
   - 寝る前のカフェイン摂取や喫煙、スマートフォン（ブルーライト）の使用を避ける
   - ストレッチ、ぬるめの入浴
   - 軽めの読書・音楽

3. 眠たくなってから布団に入る！　就寝時間にこだわらない！
   - 眠ろうとする意気込みが、かえって頭を冴えさせ、寝つきを悪くしてしまう
   - そもそも、自分で決めた時間には眠れない

4. 毎朝同じ時刻に起床！
   - 寝る時間は決めず、起きる時間を決めておく
   - 早寝をしようとするのではなく、早起きが早寝につながる

5. 光の利用で良い睡眠！
   - 目が覚めたら日光を採り入れ、体内時計をスイッチオン
   - 夜は明るすぎない照明に

6. 規則正しい 3 度の食事！　運動習慣！
   - 朝食は心と体の目覚めに大切
   - 夜食はごく軽く
   - 運動習慣は熟眠を促進する

7. 昼寝をするなら 15 時前の 30 分！
   - 長い昼寝はぼんやりのもと
   - 夕方以降の昼寝は夜の睡眠に悪影響となる

8. 眠りが浅い時は、積極的に遅寝・早起きに！
   - 布団のなかで過ごす時間が長くなると熟眠感が減る

9. 睡眠中の激しいイビキや呼吸停止、脚のムズムズ感は要注意！
   - いずれも、睡眠関連障害の可能性があり、専門的な治療が必要

10. 十分眠っても日中眠気が強い時は専門医受診を！
    - ナルコレプシーなど、詳しい検査や専門的な治療が必要なことがある
    - 車の運転に十分注意する

11. 睡眠薬代わりの寝酒は不眠のもと！
    - アルコールは深い睡眠を減らし、朝早く目が覚める原因となる
    - 寝酒をきっかけに飲酒量が増え、アルコール依存症になることも

12. 睡眠薬は医師の指示で正しく使えば安全！
    - 決まった時刻に服用する
    - アルコールと併用しない
    - いつまで飲むかなど、医師とよく相談する

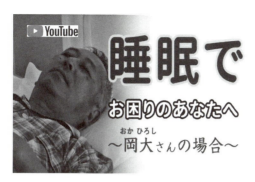

患者さんに
ご視聴をおすすめ
ください！

←動画はこちら

図 3-1　YouTube：睡眠でお困りのあなたへ ～岡大（おか・ひろし）さんの場合～
（睡眠のための 12 の指針）

😊 After ✨

　不眠を訴え、日中の眠気を認める患者に対して、主治医は「『睡眠衛生』って、聞いたことはありますか？」と尋ねた。患者が首を横に振ったため、「眠れていないと感じる場合、実は誤った生活習慣を送っていることがあります。例えば、眠くなってから布団に入るのが大切なんですが、眠くもないのに寝床に向かうことってありませんか？」と尋ねると、患者は「そう言われると、あまり遅くならないようにと思って、早めに布団に入っていることがあります」と答えた。そこで、「布団のなかで眠れない時間が続くと、脳は「布団に入っても眠れないものという学習をしてしまいます。実は、一番いい方法として、……」と睡眠衛生指導を伝えると、患者は「そうだったんですね！　これまで考えたこともありませんでしたし、全然知らずに生活していました」と話した。そして主治医は「ほかにも、生活習慣を見直すだけで、よい睡眠をとることができる秘訣がいくつかあります。よろしければ、次の診察日までに、このパンフレットを見ておいてください。もし何か気づくことがあればその習慣を見直していただき、その上で次回またご相談しましょう」と提案し、患者は「よくわかりました。ありがとうございました」と答え、その日の診察が終わった。

2 せん妄の伝え方

研修医 今回は、「せん妄」がテーマなんですね。せん妄では、毎日のように頭を悩ませています……。

井 上 入院患者さんは高齢化し、認知症の方も増えているので、今や病棟の大半は「せん妄発症予備軍」です。これまでは、多くの病院が後手後手のせん妄対策でした。

研修医 どういうことでしょうか？

井 上 例えば、夜になってノーマークの患者さんがせん妄を発症し、慌てて当直医がブロチゾラム（レンドルミン®）やハロペリドール（セレネース®）を処方します。ブロチゾラムはせん妄の悪化を招き、また遅い時間に投与されたハロペリドールは翌日の過鎮静や誤嚥性肺炎を併発してしまうのです。

研修医 まさに、悪循環ですね……。

井 上 近年になって、医療現場のせん妄対策は確実に「予防」へシフトしています。2020年度の診療報酬改定で「せん妄ハイリスク患者ケア加算」が新設され、多くの病院でせん妄の予防対策が重視されるようになったことも大きなきっかけと言えるでしょう。

研修医 うちの病院でもその加算をとっていますし、主治医が前もって不眠時や不穏時の指示を出すように変わりました。

井 上 せん妄の発症リスクが高い患者さんの不眠を放置すると、ほどなくしてせん妄を起こす可能性があるため、積極的に薬剤を投与して不眠をマネジメントすることが大切です。ただし、その際どの薬剤を使うかがきわめて重要で、これまでのようにベンゾジアゼピン受容体作動薬を使うのではなく、今であればレンボレキサント（デエビゴ®）やスボレキサント（ベルソムラ®）などを選択するのがよいでしょう。

研修医 それによって、薬剤性のせん妄を防ぐことができるのですね。

井 上 その通りです。ほかにも、せん妄の予防で重要なことの1つに、あらかじめ患者さんやご家族にせん妄のことを伝えておく、というのがあります。では、ビフォー＆アフターで見てみましょう。

😞 Before

（入院時）

　大腿骨頸部骨折の手術目的で入院。手術の前日、主治医が訪室。患者および家族に対して、手術について説明を行った。

（術後2日目）

　夜になって「そこに知らない人が立っている」などと幻覚を訴え、付き添いの家族が「おかしなことを言わないで！　そんな人、いないわよ!!」と話したが、それを聞いた患者は強い興奮状態になってしまった。かけつけた主治医はせん妄と判断し、家族に口頭で説明したが、「センモウって何ですか？　そんなことより、主人は認知症になってしまったのでしょうか？」などと混乱した様子が見られた。

井上　決して主治医の先生の対応がまずかったわけではありませんが、せん妄を発症してから慌てて説明しても、ご家族は動揺している場合が多いため、十分な理解が得られないことがあります。

研修医　まさに、このケースがそうですね。このご家族は、せん妄を知らなかったということですね。

井上　以前われわれが行った調査によると、肝胆膵疾患の術前の患者さんやご家族に「『せん妄』を知っていますか？」と尋ねたところ、「知らない」と答えた人が実に83％でした[1]。

研修医　なんと8割ですか？　ということは、ほとんどの人がせん妄を知らないのですね……。

井上　逆に「知っている」と答えた方の大半は、医療関係者でした。認知症は広く知られているにもかかわらず、せん妄には全く市民権がありません。

研修医　今回のケースで、ご家族はせん妄を認知症と誤解しています。せん妄はそもそも知られていないだけでなく、認知症と症状が似ているため、間違えても無理はないですよね。

井上　せん妄について説明するタイミングですが、患者さんやご家族が冷静に話を聞くことができるという意味でも、入院時がベストだと思います。そして、特にご家族がせん妄を理解しておくことで、

129

患者さんのふだんとは違うちょっとした変化にもいち早く気づけ
ますよね。

研修医 早めに見つけることができれば、早期治療につながります。今回
のケースでは、ご家族が幻覚を否定したことで、患者さんの興奮
はさらに強くなってしまいました。第2章「③幻覚や妄想を訴
える」（→ P.73）でも解説があったように、幻覚に対して否定も
肯定もせず、安心感をもってもらえるようなかかわり方がよいの
ですよね。

井 上 そのあたりも含めて、パンフレットを用いながら説明するのがよ
いと思います。パンフレットのメリットは次の通りです（表 3-3、
図 3-2）。

表 3-3　パンフレットを用いるメリット

患者・家族	・絵や図表などがあると、視覚的に理解しやすい ・手元に残るため、後から何度でも読み返すことができる ・ほかの家族に「せん妄」について伝える際に利用できる（伝言ゲームにならずにすむ）
医療スタッフ	・順序立てて、流れよく説明することができる ・必要な情報を、漏れなく伝えることができる ・平易な言葉で説明することができる

（井上真一郎. せん妄診療実践マニュアル　改訂新版：羊土社；2022. p62[2] より）

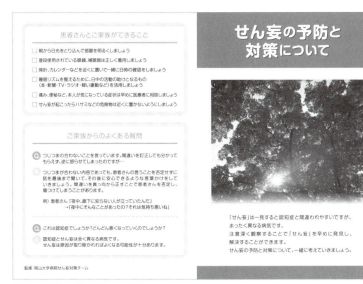

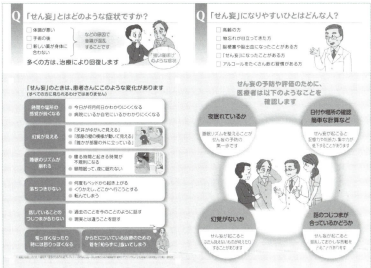

図 3-2　パンフレット「せん妄の予防と対策について」
(せん妄の予防と対策について．https://www.okayama-u.ac.jp/user/hospital/common/photo/free/files/11014/141206_senmou.pdf より　2025年1月7日アクセス確認)

（研修医）なるほど。パンフレットは効率的でよさそうですね。

（井上）岡山大学病院精神科リエゾンチームが作成したパンフレット「せん妄の予防と対策について」は、WEBサイトから自由にダウンロードすることができます。「せん妄　パンフレット　岡山大学病院」で検索していただければ幸いです。

（研修医）ぜひ活用させていただきます！

（井上）そのほか、岡山大学病院では「『せん妄』をご存じですか？　〜その予防と対策〜」という動画を作成し、ベッドサイドのテレビで流しています（無料）。パンフレットも有用ですが、動画は好きな時に見ることができますし、なんと言ってもせん妄の患者さんの様子がリアルに把握できるため、患者さんやご家族に自分たちのこととして認識してもらいやすいというメリットがあります。こちらは YouTube にアップしていますので、同じく自由にご活用ください（図 3-3）。

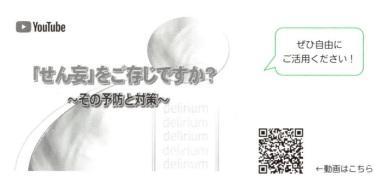

図 3-3　YouTube：「せん妄」をご存じですか？　〜その予防と対策〜

（研修医）やっぱり、視覚情報は大切ですよね。

（井上）最後に、少しだけ別の話です。このケースで、ご家族は心配して「主人は認知症になってしまったのでしょうか？」と尋ねています。先生がもしそのように聞かれた場合、自信をもって「認知症ではありません。せん妄です」と答えるようにしてください。そして、看護師さんやほかの職種の方々も、そう聞かれた時には同じように答えてほしいと思います。

〈研修医〉 確かに、よく聞かれそうな質問ですね。なぜ、そのように答えてよいのか、教えてください。

〈井上〉 せん妄と認知症における重要な鑑別ポイントは、「急性発症か否か」です。認知症は「去年の夏頃から少しずつ物忘れが出てきた」というように発症起点が不明瞭でゆっくりと進行していきますが、せん妄は「手術の翌日から目つきがおかしい」「今日の19時頃から落ち着きがなくなった」など、発症起点を日にちだけでなく時間まで特定できる、つまり急性発症というのが特徴です。今回のケースのように、ご家族が「主人は認知症になってしまったのでしょうか？」と尋ねるというのは、ふだんしっかりしているからこそ心配しているわけで、その質問自体が「急性発症」ということを教えてくれているのです（図3-4）。

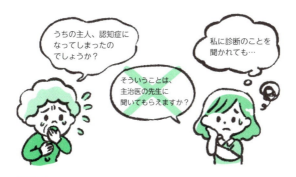

図3-4 自信をもって「せん妄」と答えよう！

〈研修医〉 なるほど！ 言われてみると、その通りですね。今回もいろいろな気づきがありました。ありがとうございました。

😊 After ✨

（入院時）
　大腿骨頸部骨折の手術目的で入院。手術の前日、主治医が訪室。患者および家族に対して、手術についての説明を行った。**また、せん妄についてもパンフレットを用いて説明した。**

（術後2日目）

　夜になって、「そこに知らない人が立っている」などと幻覚を訴えたが、付き添いの家族が「あら、それは不思議ね。不安になったり、怖く感じたりするの？」と話したところ、患者は「今のところ、なんとか大丈夫ではあるけど……」と言った。家族は「私たちもいるから、あまり心配しないでね」とやさしく話しかけた。

発達障害の特性が強い患者への検査結果の伝え方

井上 発達障害については、これまでにも何回か話題に出てきましたね。

研修医 第1章の「⑤発達障害の視点で眺めてみる」(→ P.26) だけでなく、第2章の「①怒っている」(→ P.46) と「②話が長い」(→ P.62) のケースでも、詳しく解説していただきました。

井上 ここでは発達障害の特性が強い患者さんに対して、検査結果をどのように伝えるかについて解説したいと思います。まずは、「ビフォー」から見てみましょう。

😟 Before

「例のあの検査（指示代名詞）のことで、肝機能のほうが少し（あいまいな言い方）気になったのですが、おそらく（あいまいな言い方）薬の影響と思いますし、さしあたりは（あいまいな言い方）様子を見ていこうと思います（文が長い）。ナトリウムのほうは少し低いみたい（あいまいな言い方）なので点滴をしてみてもいいかなと思うのですが（不確定）、そうなると週末はどうしますか？（オープン・クエスチョン）」

研修医 この伝え方でも、あまり違和感はありません……。

井上 確かにそう思えますが、発達障害の特性が強い患者さんには、十分な理解が得られないかもしれません。そこで、前にもお伝えしましたが、発達障害の特性が強い患者さんに説明を行う際に留意すべきことについて、もう一度確認しておきましょう（表3-4）。

表 3-4　発達障害の人に効果的な対応

・静かな場所を設定する
・穏やかな口調で話しかける
・具体的な表現を心がける（5W1H を意識して伝える）
・短い文章を心がける
・代名詞を多用しない
・紙に書いたもの（文章、図表、絵など）を用いて、指し示しながら説明する
・オープン・クエスチョンを多用せず、必要に応じて選択肢を提示する
・当然と思われることも省略せず、丁寧にわかりやすく説明する
・先の見通しについて、順序立てて説明する
・大切なことは繰り返し説明する
・その都度、理解度を確認する

井　上　ここからは、3 つのキーワードで説明していきたいと思います。まず、静かな場所がよいとされるのはなぜか、わかりますか？

研修医　話に集中しやすくなるから、でしょうか。

井　上　そうですね。情報量が多くなると、目の前のことをうまく処理できなくなってしまうからです。周囲の雑音や大声、そして感情的な対応なども、情報過多の原因になります。

研修医　なるほど。発達障害の特性が強い人にとって、情報は刺激になるのですね。

井　上　その通りです。だからこそ、「低刺激」が 1 つ目のキーワードです。次に、説明の時に紙に書いたものを使うのは、なぜでしたか？

研修医　これは、前にも出てきましたよね。見たもののほうが頭に残りやすいからです。

井　上　よく覚えていましたね。聞いたことは右から左に抜けてしまいますが、目に入ったことは頭に残りやすいのが特徴です。この「視覚優位」が 2 つ目のキーワードです。

研修医　なるほど。とはいえ、毎回のように説明内容を書いた紙を準備するのも、なかなか大変ですよね……。本人に書いてもらうのはどうでしょうか？

井　上　確かに、「本人にメモをとるように促す」という対応が推奨されることもあります。ただ私の経験では、発達障害の特性が強い人は「聞く」「書く」といった 2 つのことを同時並行で進めることが苦手です。

(研修医) いわゆる、マルチタスクですね。

(井　上) 複数のことを要領よく行うのが難しいと考えると、少し手間ではあっても、こちらで説明内容を書いた紙を準備しておいたほうがコミュニケーションにズレが生じないため、結果的に労力は少なくてすみます。

(研修医) なるほど。こうして全体を見ると、発達障害の特性を活かした対応って、実は特別なことばかりではないんですね。

(井　上) とてもよいところに気がつきましたね。医療スタッフは、つい「これくらいはわかるだろう」と考え、説明の一部を省略することがあります。おそらく毎日同じような業務をしているので、無意識なのだと思いますし、患者さんから聞き返されるようなことがないと、自分ではなかなか気づきません。そこで、「丁寧にわかりやすく」が3つ目のキーワードです。

(研修医) 「低刺激」「視覚優位」「丁寧にわかりやすく」ということですね。とてもよくわかりました。

(井　上) では、これらを踏まえて「アフター」を確認しておきましょう。

「昨日行った血液検査について、2つお伝えしたいことがあります」
　※最初に、端的に話の主旨を伝える（予告）
「ここに検査値の一覧表があるので、これに沿って説明します」
　※視覚情報を用いる
「まず1つ目は、肝機能を示す値が基準値より少し高いことです」
　※「少し高い」→「基準値より少し高い」
「ただし、今飲んでいる薬の影響と考えられるので、今の時点では心配はありません。念のため、来週月曜日にもう一度血液検査で確認してみたいと思います」
　※具体的な言い方を心がける
「ここまで、よろしいでしょうか？」
　※こまめに理解度を確認する
「2つ目は、ナトリウムの値が基準値より少し低くなっていることです。これも、手術に伴うものと考えられ、心配には及びません。ただ、食事

が十分食べられるようになるまで、今日から点滴をしたいと思います」

　※見通しを明確に伝える

「こちらも、よろしいでしょうか？」

　※こまめに理解度を確認する

「ただ、そうなると、週末予定されていた外泊をやめるか、少し先に伸ばすかというういずれかの選択になると思いますが、いかがでしょうか？」

　※具体的な選択肢を伝える（クローズド・クエスチョン）

睡眠薬を減量・中止する際の提案方法

井上 ところで、先生が最もよく処方する睡眠薬は何でしょうか？

研修医 私は、デエビゴ®（レンボレキサント）やベルソムラ®（スボレキサント）を出すことが多いです。

井上 なるほど、オレキシン受容体拮抗薬ですね。新しい睡眠薬で副作用も少ないですし、それらを第1選択にするのはとてもよいと思います。

研修医 先生は何を出されるのですか？

井上 私も全く同じです。ただ、私が医師になった頃はベンゾジアゼピン受容体作動薬の全盛期で、恥ずかしながら当時はマイスリー®（ゾルピデム）ばかり処方していました。

研修医 入院患者さんの持参薬を確認すると、今でもマイスリー®やレンドルミン®（ブロチゾラム）を内服している方は多いですね。ただ、マイスリー®って、そこまで悪くはないんですよね？ 前に指導医の先生から、「マイスリー®は比較的新しい睡眠薬で、非ベンゾジアゼピン系といって副作用が少なく、患者さんの満足度も高い薬だよ」と教えていただいたことがあります。

井上 その先生がおっしゃったことは概ね正しいのですが、実際のところ、副作用は決して少なくありません。

研修医 でも、「非」ベンゾジアゼピン系なので、ベンゾジアゼピン系よりは少ないんですよね？

井上 そこがよく誤解されるところです。ベンゾと非ベンゾの違いは、「ベンゾジアゼピン」という化学構造式をもっているかどうかです。

研修医 非ベンゾジアゼピン系薬は、その構造式をもっていないということですか？

井上 その通りです。一方、ベンゾと非ベンゾは、いずれも「ベンゾジアゼピン受容体」という同じ受容体に作用します。つまり、姿・形が違うだけで、いずれも同じ受容体にくっつくため、効果や副作用は似たり寄ったりなんです。したがって、ベンゾと非ベンゾは「ベンゾジアゼピン受容体作動薬」と一括りにするのがよいと

思います（表3-5）。

（研修医）「非」ベンゾジアゼピン系というネーミングだったので、すっかり思い違いをしていました。これからは、十分気をつけるようにします。

表3-5　ベンゾ／非ベンゾの違い

	ベンゾジアゼピン受容体作動薬	
	ベンゾジアゼピン系薬剤	非ベンゾジアゼピン系薬剤
	ハルシオン®　デパス® レンドルミン®　サイレース®	マイスリー® アモバン®　ルネスタ®
構造式	「ベンゾジアゼピン骨格」 をもつ	「ベンゾジアゼピン骨格」 をもたない
薬理作用	ベンゾジアゼピン受容体に作用する	
効果や副作用	大きくは変わらない （非ベンゾであっても、ベンゾと副作用はほぼ同じ）	

（井上真一郎．外来・病棟で役立つ！　不眠診療ミニマムエッセンス：中外医学社；2021. p78-9[2]）より作成）

（井　上）では、ベンゾジアゼピン受容体作動薬の副作用についてまとめておきましょう（表3-6）。

（研修医）これだけ副作用が多いと、やっぱりほかの薬に変えたほうがよさそうですね……。

（井　上）その通りです。今は困っていなくても、長期間内服することで、後になって出てくる副作用がたくさんあります。ベンゾジアゼピン受容体作動薬の副作用が次々と明らかになった今、われわれ医療スタッフは責任をもって「ベンゾ掃除」をしていく必要があります（図3-5）。

表3-6 ベンゾジアゼピン受容体作動薬の副作用

	症状・事象など	患者への説明
短期	筋弛緩作用	転倒・骨折などの危険性が高まる
	前向性健忘	薬を飲んでからのことを覚えていない
	もち越し	日中に体のだるさや眠気が残る
	認知機能の低下	集中力や記憶力を低下させてしまう
	せん妄	日にちがわからなくなったり、幻覚が見えたりするなど、強い寝ぼけのような状態になる
	自動車事故	日中に眠気や集中力の低下をきたすことで、自動車運転中に事故を起こしやすくなる
長期	常用量依存	承認された用量を守って飲んでいても、休薬時に離脱症状が出る
	離脱症状	薬を飲んでいないと眠れなくなり、イライラする
	耐性	同じ量を飲んでいても徐々に効果が薄れ、効きにくくなる
	認知症	認知症になる危険性が高まる

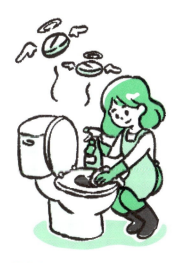

図3-5 ベンゾ掃除

| 研修医 | ところで、ベンゾジアゼピン受容体作動薬を処方している先生は、副作用のことを問題視していないのでしょうか？

| 井上 | 決してそうとは限りませんが、外来では多くの患者さんを診察するので、減量・中止の説明に時間を割くのが難しいのだと思います。そう考えると、入院というのは不要なベンゾジアゼピン受容体作動薬を整理するきっかけになるため、大きなチャンスと言えるでしょう。

| 研修医 | 確かに、入院中は十分な時間がとれますよね。あと、何かあっても外来と違って、すぐに対応することができます。

| 井上 | それだけでなく、薬剤師さんも含めて、多職種でかかわることができますよね。それぞれの職種の強みを活かして、連携しながら、減量・中止を進めていくのが効果的だと思います。

| 研修医 | 睡眠薬の減量・中止をうまく進めていくには、どのような点に気をつければよいのでしょうか？

| 井上 | とても大事なことですね。では、今回もビフォー＆アフターで解説していきましょう。

😟 Before

　糖尿病の教育目的で入院した高齢患者。入院時に持参薬を確認したところ、就寝前にマイスリー®10mg 1錠とレンドルミン®0.25mg 2錠を定期内服していることが判明した。主治医は患者に「この薬は転倒しやすいだけでなく、常用量でも依存になりますし、将来的にせん妄や認知症のリスクもあるので、この機会にやめてみませんか？」と話したところ、「今の薬でよく眠れているし、転ぶようなこともないので、やめたくありません」と拒否されてしまった。

| 研修医 | 主治医の先生は丁寧に説明されているように思います。ただ、患者さんにとっては今の薬でよく眠れているので、急に減量・中止を提案されたところで、抵抗感をもってしまうのも無理はないですよね……。

| 井上 | その通りです。先生は『北風と太陽』というイソップ童話を知っていますか？

| 研修医 | 旅人の上着を脱がせることができるか、北風と太陽が勝負をした

んですよね。

井上 北風が力ずくで上着を吹き飛ばそうとしたら、旅人は上着をしっかり押さえてしまいました。太陽はポカポカと照らしたところ、旅人は自分から上着を脱いだんです。これと同じように、ベンゾジアゼピン受容体作動薬にいくらリスクがあるといっても、患者さんから無理にそれを取り上げようとすると、決してうまくいきません。

研修医 なるほど。たとえ正論であっても、厳しい態度でアプローチをすると、かえって逆効果になるんですね。

井上 そうだと思います。こちらが一方的に減量・中止を提案するのではなく、減らすことについてどのように考えているのか、まずは患者さんの気がかりや心配事を尋ねることから始めましょう。

研修医 先生は今「減らす」という言葉を使われましたが、中止については触れなくてもよいのでしょうか？

井上 そこもポイントです。多くの患者さんにとって、「眠れていること」は「薬の副作用」よりも大事なことなのだと思います。その場合、中止という言葉を使ってしまうと過敏に反応され、強い不安や拒否につながってしまうことがあります。あくまでも、まずはやめるのではなく減らすことを提案してみる。「減らすことの延長線上に中止があればいいなあ」などと考え、こちらが焦らないこと、そして相手を焦らせないことが重要です。

研修医 よくわかりました。説明の流れについてはどうでしょうか？

井上 まずは患者さんの思いを尋ねた上で、作戦を立てるようにしましょう。例えば、患者さんがベンゾジアゼピン受容体作動薬の副作用に無関心な場合、どうしてもそこを強調した説明になってしまいがちですが、そうなると多くは失敗に終わります。

研修医 先生ならどうされますか？

井上 患者さんは今の薬で困っていないので、デメリットから話を始めると、固く殻を閉じてしまいます。そこで、あえてまずはベンゾジアゼピン受容体作動薬のメリットから始めて、「頭ごなしに薬を否定するわけではない」という姿勢を見せるようにします。

研修医 いったんは歩み寄るのですね。

井上 その後で、副作用について詳しく説明します。その際、決して不安をあおってはいけませんが、少しでも問題意識をもってもらう

ことが大切です。私の経験上、「認知症になる危険性が高まる」というのが患者さんにとって最もインパクトが強いので、そこをお伝えするのがよいと思います。なお、患者さんによっては「これまで、そんな副作用の強い薬を飲まされていたのか」と考え、処方医との関係性が悪くなることもあるため、そのあたりへの十分な配慮が必要です。そして最後には、「一緒に頑張っていきましょう」などと、ぜひ前向きな言葉をかけるようにして下さい。

研修医 前に言われていた「PNP」（→ P.90）ですね。実臨床で活かすようにします！

☺ After ✨

　糖尿病の教育目的で入院した高齢患者。入院時に持参薬を確認したところ、就寝前にマイスリー®10mg 1錠とレンドルミン®0.25mg 2錠を定期内服していることが判明した。主治医は患者に「この薬で、夜はよく眠れていますか？」と尋ね、患者は大きくうなずいた。主治医は「それはよかったです。マイスリー®やレンドルミン®のような薬は、よく眠れるだけではなく、不安を和らげたりする効果もあって、これまで広く使われてきました。ただ、最近になって、長く飲み続けるとだんだん効果が薄れて効きにくくなる、つまり依存性が問題になるだけでなく、認知症になりやすいことも明らかになってきました。そこで、決して焦る必要はないのですが、今の薬を少しずつ減らしていき、もし必要だったらほかの安全な薬に変えていくのはいかがでしょうか？」と伝えると、患者は「そうなんですね。全然知りませんでした。でも、減らして眠れなくなったりしないかがとても心配です……」と答えた。主治医は「ご心配になるのは当然だと思います。これが外来だと、薬を減らして何かあっても、次に病院で相談できるのはずいぶん先になってしまいますが、入院中は毎日私や看護師さんが来るので相談できますし、薬剤師さんなど専門の人も多いのですぐに対応することができます。その意味でも、入院中は大きなチャンスかもしれません」と提案すると、患者は「そういうことなら、認知症になるのは避けたいので、これを機に先生の言われるお薬に変えていただければと思います」と話した。そこで主治医は、「そうですか。では、一緒に頑張っていきましょう」とやさしく声をかけた。

⑤ 悪い知らせの伝え方

井上 第1章でも触れましたが、全国のがん診療連携拠点病院では、がん医療の均てん化を目的として、定期的に緩和ケア研修会が開催されています。そのプログラムのなかに、「悪い知らせの伝え方」をテーマとしたロールプレイがあります。

研修医 私も受講したことがあります。3人1組になって、医師役と患者役、そして観察者役を担うんですよね。

井上 そこでは、医師役が患者役に「悪い知らせ」を伝えます。この悪い知らせとは bad news とも呼ばれていて、例えば「難治がんの診断」「がんの再発・転移」「積極的な抗がん中止」などが挙げられます。悪い知らせを告げられた患者さんが受ける精神的なショックは、計り知れないものがあります。

研修医 私もロールプレイで患者役を経験しましたが、難治がんであるという告知を受けた時、一瞬にして頭が真っ白になりました。

井上 そうですよね……。この悪い知らせを伝える際のコミュニケーションについては、緩和ケア研修会を受講していただくか、それに関連するたくさんの書籍が出ていますので、そちらをご精読ください。ここでは、私がこれまで100回近く緩和ケア研修会の講師を務めてきた経験から、最も多かった質問の1つを解説したいと思います。

研修医 ぜひお願いします！

井上 ところで、先生がロールプレイで医師役を演じた時、最初から検査結果を伝えましたか？

研修医 いいえ。まずは「大変お待たせしました。この1週間はどのようにお過ごしでしたか？」などと声をかけた記憶があります。

井上 患者さんは緊張していることがあるため、先生のように、まずは時候の挨拶やオープン・クエスチョンから始めるのがよいとされています。その後もすぐ告知に入るのではなく、「患者さんの気がかりを聞く」「経過を振り返り、病気に対する患者さんの認識を知る」ことがよいとされているのですが、先生によっては「結

局のところ悪い知らせは伝えないといけないので、なるべく早めに伝えて、その後のフォローに時間をかけるほうがよいのでは？」と考える人もいるようです。

研修医 確かに、それも納得できますね。患者さんにとって、悪い知らせを聞いた後のほうがダメージは大きく、とてもつらい気持ちになっているので、十分なサポートが必要となる気がします。

井 上 一見すると合理的に見えるのですが、もし患者さんが「難治がん」ということを全く想像もしていなかったとしたら、どうでしょうか？　ビフォー＆アフターで見てみましょう。

☹ **Before**

> 会社の健診で便潜血陽性を指摘され、10日前に精査を施行。本日の外来にて、手術不能の難治がん（直腸がん Ⅳ期）の診断結果を伝えることになった。患者は診察室に入るなり、「先生、結果はどうでしたか？会社に戻らないといけないんで、早く教えてください」と言われたので、医師は「では、結果から先にお伝えします。実は、検査の結果、直腸がんが見つかりました。ただ、ほかの臓器への転移もあるので、手術は難しそうなんです」と話したところ、患者はしばらく絶句し、その場にうずくまってしまった……。

研修医 この患者さん、ずいぶんショックが大きかったのですね……。

井 上 もちろん、反応には個人差がありますが、今回のように全く予想もしていなかったとしたら、奈落の底に突き落とされたような感覚になることは、想像にかたくありません。

研修医 おっしゃる通りですね。

井 上 例えはあまりよくないかもしれませんが、ボクシングの試合を見ていると、あれだけ強いパンチを顔面にお見舞いされても、そう簡単には倒れないですよね。パンチがくることを想定していて、それなりの備えができているからだと思います。

研修医 悪い知らせを伝える際にも、同じようなことが言えるのですね。

井 上 患者さんは、いきなり予想外のパンチが飛んできたら、間違いなくぶっ倒れてしまいます。この患者さんのように茫然自失になる人もいますし、混乱してパニックになる方もいるでしょう。

(研修医) なるほど。だからこそ「がんと聞いてから頭が真っ白になって、後から振り返っても、どうやって家に帰ったのか覚えていない……」といったことが起こるのですね。

(井上) まさに、その通りです。でも、パンチがくるかもしれないと思っていれば、前もってガードを固めて歯を食いしばることができます。したがって、すぐにがんの告知を行うのではなく、「ご家族とは、どのようなお話をされましたか？」「検査結果や病気のことについて、どのようにお考えですか？」といった質問をすることで、患者さんの認識を確認するとよいでしょう。そして、これから伝えようとしている内容とご本人の認識との間に大きなギャップがあれば、それを埋めるために「これからお話しすることはとても重要な内容です」と伝えたり、何をどこまで伝えるかなどの作戦を立てたりすることが大切です（図 3-6）。

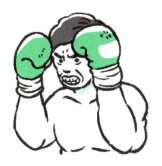

図 3-6　前もってガードを固めて歯を食いしばってもらう

(研修医) とてもよくわかりました！

😊 After ✨

　会社の健診で便潜血陽性を指摘され、10日前に精査を施行。本日の外来にて、手術不能の難治がん（直腸がん IV 期）の診断結果を伝えることになった。患者は診察室に入るなり、「先生、結果はどうでしたか？ 会社に戻らないといけないんで、早く教えてください」と言われたが、

医師は「今から結果をお伝えしますが、その前に、この1週間はどのようにお過ごしでしたか？　検査の結果がとても気になっておられたのでしょうか？」と尋ねた。それに対して、患者は「いえ、ふだん通りの1週間でした。今日もこの後、仕事がたくさんたまっているので、なるべく早く帰りたいんです」と話したため、医師は「そうでしたか。お忙しいなかで申し訳ありません。ただ、今日は大事な話をしないといけないので、少しお時間をいただくことになると思います。奥様が来られているのであれば、ご一緒に聞かれるのはいかがでしょうか？」と伝えたところ、患者は「えっ？　まさか……、何か悪いものでも見つかったんでしょうか？」と不安げな様子を見せた。

アルコール依存症が疑われる患者を いかに精神科外来受診につなげるか

井 上 　唐突ですが、次のイラストが表す諺（ことわざ）を考えてください。

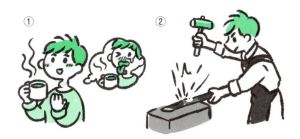

研修医 　確かに、いきなりですね（苦笑）。えーっと、①が「喉元過ぎれば熱さを忘れる」、②は「鉄は熱いうちに打て」でしょうか？

井 上 　いずれも正解です！　それぞれ「ひどく苦しんだことも、いったん過ぎ去ってしまえば忘れてしまう」「物事は熱意があるうちにやるべき」という意味になります。

研修医 　今回は、この2つがポイントということでしょうか？

井 上 　その通りです。ところで、アルコール依存症は「否認の病気」と言われていて、自分から認めませんし、病院を受診しようともしません。そのため、診断のついていない「隠れアルコール依存症」が山ほどいると考えられています。

研修医 　では、一般病院に入院する患者さんのなかにも、アルコール依存症の人がたくさん紛れ込んでいるということでしょうか？

井 上 　間違いありません。アルコール依存症の人は、慢性膵炎の急性増悪や転倒・転落による外傷などで救急搬送されたり、消化器疾患や頭頸部がんなどで一般病棟に入院したりすることが多いため、一般病院の医療スタッフはアルコール依存症に関して正確な知識をもつとともに、日頃からアンテナを立てておく必要があります。

研修医 なるほど。一般病院の医療スタッフだからこそ、未治療のアルコール依存症の人を早めに見つけ、アルコール離脱症状への対応だけでなく、いかに精神科治療につなげるかが重要になるのですね。

井 上 精神科での治療につなげるためには、声かけの内容やタイミングが大きなポイントです。では、今回もビフォー＆アフターで考えてみましょう。

😞 Before

　酩酊状態にて路上で倒れているところを通行人に発見され、当院に救急搬送。精査で多発外傷を認め、整形外科へ入院となった。入院翌日より手の震えや発汗、頻脈などの自律神経症状が見られ、アルコール離脱症状と診断してジアゼパム（セルシン®）の投与を行った。当初は見当識障害が顕著で、つじつまの合わない言動や興奮状態を認めたが、ジアゼパムの効果や痛みの軽減などによって、徐々に離脱症状は改善した。主治医は「痛みもよくなったので、週末には退院できると思います。ところで、お酒のことで入院になったのは、これが3回目ですよね？」と伝えると、患者は「すみません……」と気落ちしていた。主治医は「さすがに懲りましたか？ 退院したら、必ず精神科を受診してください」と伝えると、患者は「はあ、考えておきます……」とあいまいな返事だった。

井 上 いかがでしょうか？ この患者さん、はたして精神科を受診すると思いますか？

研修医 残念ながら、行かないような気がします……。

井 上 私は奈良県出身ですが、関西人の「行けたら行くわ」という返事は、「行かない」という意味です（苦笑）。この患者さんの「考えておきます」も、間違いなく行きませんよね。

研修医 何がよくなかったのでしょうか？

井 上 主治医の先生が精神科受診をすすめてくださったことはとても素晴らしいですし、責める気持ちは全くありません。ただ、精神科受診のすすめ方やそのタイミングを一工夫すれば、もしかしたら精神科受診につながった可能性はあります。

研修医 ぜひ教えてください！

井 上 その前に1つ質問です。この患者さん、なぜ精神科を受診した

くないのでしょうか?

研修医　好きなお酒をやめたくなかったから、でしょうか?

井　上　確かに、その可能性は高そうですよね、そのほかにも、アルコール依存症の人が受診を拒む理由として、以下のようなものが挙げられます（表 3-7）。

表 3-7　アルコール依存症の人が精神科受診を拒む理由

・受診すると断酒を強要されるから
・自分の飲酒を叱責されるから
・検査などによって飲酒のダメージが明らかになるから
・入院させられるかもしれないから
・医師と家族が結託してお酒を飲めないようにされるから
・アルコール依存症、アル中の烙印を押されるから

（成瀬暢也. 厄介で関わりたくないアルコール依存症患者とどうかかわるか: 中外医学社; 2023. P74[3] より作成）

研修医　こうしてみると、とてもたくさんあるんですね。

井　上　そうなんです。ただ、そこには誤解も多く含まれていて、例えばアルコール依存症の専門家は、頭ごなしに断酒を強要しないですし、これまでの飲み方を叱責したりもしません。

研修医　そうなんですか?　全然知りませんでした……。

井　上　医療スタッフが知らないということは、患者さんは知らなくても当然ですよね。このように、誤解があるかもしれないことを考慮に入れながら、精神科受診をすすめるのがコツなんです。

研修医　まず、専門家は断酒を強要しないということですが、アルコール依存症であっても、お酒は完全にやめなくてもよいということでしょうか?

井　上　かつて、アルコール依存症の治療のゴールは「完全断酒」でした。アルコール依存症の人は、頭のなかに「お酒を飲む回路」ができてしまっているので、一滴でもお酒を飲むと再びその回路がまわり出す、だからこそ完全にお酒をやめてその回路をまわさないことが必要、と指導医の先生から教えてもらったことがあります。ただ、完全にお酒をやめるというのは、実際にはかなり難しいんですよね……。

研修医　完全断酒を目標にすると、ついお酒を飲んでしまった場合、「先生に怒られる」と思って病院に行かなくなってしまいそうです。

井上 再飲酒のことは「スリップ」とも呼ばれています。多くのアルコール依存症者は、スリップすると通院を中断してしまい、結果的に早い時期に身体を壊して孤独のなかで亡くなるということがありました。現在は「ハームリダクション」という概念が主流になりつつあります。

研修医 それは初耳です。害（ハーム）を減らす（リダクション）ということですか？

井上 まさにその通りです。以前のように、「断酒」というゴールだけでは多くのアルコール依存症者が脱落してしまうこともあり、今は「減酒」を目的にする場合もあるんです。

研修医 それは画期的ですね。ただ、アルコール依存症とは「お酒のコントロールができない病気」なんですよね。自分で減らすことができるんですか？

井上 実はナルメフェン（セリンクロ®）という薬があって、それを飲むことで「減酒」できる可能性が高くなります。

研修医 全然知りませんでした。精神科を受診するとお酒をやめるように言われると思って拒否する人には、「最近は『減酒』といって、身体に障らない程度にお酒の量を減らすというゴールがあり、そのためのお薬も出たんですよ」と説明すればよいですね。

井上 そうすれば、受診のハードルは大きく下がるように思います。

研修医 とてもよくわかりました！

井上 あと、できれば「受診」というワードではなく、「相談」のほうがやわらかいかもしれません。「専門家に相談してみてはいかがでしょうか？」とおすすめするのもよいと思います。あと、決して責めたりとがめたりするのではなく、「スタッフはみんな、あなたの身体のことを心配しているんですよ」というニュアンスで話をするのがよいと思います。

研修医 なるほど。親身な姿勢を伝えることですね。私も意識してみたいと思います。

井上 もう1つのポイント、声かけのタイミングについてです。

研修医 ここで、冒頭の諺が出てくるわけですか？

井上 さすがですね。原則として、人は困らないと動きません。逆に言うと、人を動かそうと思ったら、その人が困っている時こそチャンスなんです。「鉄は熱いうちに」のように、タイミングを逃さ

ないこと。離脱症状が完全になくなって、ひと息ついた時に今後の話をしても、なかなか聞く耳をもってもらえないかもしれません。伏線回収、ですね！　喉元を過ぎる前に、その機を逃すことなく動くようにしましょう。

(研修医)　よくわかりました。

　酩酊状態にて路上で倒れているところを通行人に発見され、当院に救急搬送。精査で多発外傷を認め、整形外科へ入院となった。入院翌日より手の震えや発汗、頻脈などの自律神経症状が見られ、アルコール離脱症状としてジアゼパムの投与を行った。当初は見当識障害が顕著で、つじつまの合わない言動や興奮状態を認めたが、ジアゼパムの効果や痛みの軽減などによって、徐々に離脱症状は改善しつつある段階で、主治医は「お酒の離脱症状で、ずいぶんしんどかったですよね。この後は、少しずつよくなってきますが、退院してからも同じことになるのではと、われわれは〇〇さんのことをすごく心配しています。退院したら、一度専門家に相談してみてはいかがでしょうか？　昔は『完全断酒』が目標で、お酒を一滴も飲んではいけないとされていましたが、最近は『減酒』といって、身体に障らない程度にお酒の量を減らすというゴールがあり、そのためのお薬も出たんですよ」と患者に話したところ、患者はうなずきながら聞いていた（図3-7）。

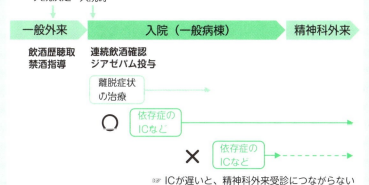

図3-7 精神科外来へのつなぎ方

かかりつけの精神科医に情報提供書を依頼する方法

- **研修医**: 先生、1つ質問があるんですけど……。
- **井 上**: どのようなことでしょうか？
- **研修医**: 先日、肝機能障害で入院した患者さんを担当したんですけど、その方は統合失調症で、もう何年も精神科の薬をたくさん飲んでいたんです。肝機能障害の原因として薬剤性も疑われたので、できるだけ精神科の薬も減らそうということになったんですが、うちの病院には精神科の先生がいなくて……。こんな時、すぐに相談できる精神科の先生がいればなぁとつくづく思いました。
- **井 上**: 精神科医として、そのように言ってもらえるのはとてもありがたいです。ただ、常勤の精神科医がいる一般病院って、全国的に見て何割だと思いますか？
- **研修医**: そうですねえ、半分くらいでしょうか？
- **井 上**: とんでもない、実は1割程度なんですよ。
- **研修医**: えーーーーーーーーーーーーーーーーーーー。
- **井 上**: 驚くのも無理はありません（苦笑）。残り9割の病院は、精神科医が全くいないか、非常勤で時々来ているかのどちらかです。
- **研修医**: そう考えると、うちの病院もいたしかたないですね……。
- **井 上**: ただ、そのケースでは、決して院内に精神科医の先生がいる必要はありません。
- **研修医**: どういうことでしょうか？　もしいれば、すぐに相談ができたのに……。
- **井 上**: そのケース、もし私が「どの薬を減らしたらよいでしょうか？」と相談されたら、「精神科の主治医に直接聞いてみるのがいいと思いますよ」とお返事すると思います。
- **研修医**: それは、精神科の先生がお忙しいからでしょうか？
- **井 上**: いえ、決してそうではありません。これまで長く診てきた精神科の先生に相談することなく、その場の判断で処方内容を変えるのは失礼にあたりますし、当然ながら患者さんも不安になると思います。何より、「なぜこの薬が出ているのか」「どの薬が必要不可

欠なのか」といったことは、主治医でないとわからないんです。

研修医　精神科の先生であれば、内服薬を見たらすべてわかるものと思っていました。

井上　そのような誤解はとても多いです。精神科医は誰しも、軽い安定剤を中止しただけで絶不調になった患者さんや、補助的に少し入れた薬が劇的に効いたりする経験をもっています。やや大袈裟かもしれませんが、今の処方内容は、精神科の主治医と患者さんが共同して作り上げた歴史そのものなんです。

研修医　なるほど。そうなると、どの薬が減らせて、どの薬は続けるべきかなどは、かかりつけの精神科の先生から情報提供書をもらえばよいのですね？　ただ……、実は苦い思い出があるんです。今回が最後ですので、ラストは私から「Before」を提示してもよろしいでしょうか？

井上　もちろんです！　ぜひ、お願いします。

😣 Before

　48歳女性。腹痛を繰り返していたため精査が行われ、大腸がんの診断にて手術目的で入院となった。入院時、持参薬に精神科の薬が複数あったため、かかりつけの精神科クリニックの受付に電話をしたところ、精神科主治医は診察中だったこともあり情報提供書の作成について伝言をお願いした。3日後になって情報提供書が届いたものの、その内容としては「診断名は不安障害である」ことと、「最近はエスシタロプラム（レクサプロ®）とエチゾラム（デパス®）の内服で落ち着いている」ことのみ記されていた。術後、内服薬が一時的に中止となった際、不眠や不安・焦燥などが強くなり、主治医は対応に困り果ててしまった。

研修医　今回のケースの主治医とは、私のことです。精神科病院へ転院を打診したのですが、どこからも断られてしまいました。

井上　それは大変でしたね……。

研修医　まず、かかりつけの精神科クリニックから情報提供書が届いたのは、依頼してから3日後でした。ちょっと遅すぎますよね……。

井上　確かに、こちらとしては困りますよね。ただ精神科の開業医って、実はとてもお忙しいんですよ。

研修医　そうなんですか？　時間をかけてゆっくり患者さんの話を聞くイメージなので、ずいぶんゆとりがあるものと思っていました。

井上　そのような誤解は多いですね。例えば内科の先生が、じっくり話を聞いてもらえるだろうと思って患者さんに精神科クリニックの受診をすすめたら、実際には短時間で診察が終わってしまったため、患者さんにこっぴどく叱られた、といった話はよく聞きます。精神科クリニックでは、検査や処置などをする機会は少なく、収入のほとんどは「精神療法」といって、患者さんの話を聴くことによる対価です。つまり、患者さん一人当たりの金額は、決して高くありません。

研修医　なるほど。開業すると設備費や人件費もかかるでしょうから、一日にたくさんの患者さんを診ないと経営が成り立たないのですね。

井上　全くその通りで、必然的に患者さん一人にかけることのできる診察時間も短くなってしまうのです。少し下世話な話になってしまいましたが、そのような実情があるため、「返事を急いでいる」というこちらのスピード感がうまく伝わらないと、すぐに情報提供書を書いてもらえないこともあるようです。

研修医　これからは気をつけるようにします！　ただ、すぐに書いてもらったとしても、その内容がこれだとほとんど役に立たないですよね。

井上　今回のポイントは、まさにそこだと思います。受付の人に対して、先生はどのように伝えたのですか？

研修医　えーっと、「そちらに通院中の〇〇さんという患者さんが、昨日当院に大腸がんの手術目的で入院になりまして、お忙しいとは思うのですが、先生に情報提供書をお願いできますか？」といった話をしたと思います。

井上　とても丁寧でよいのですが、もっと言うと、今回の入院に至る経過や今後の流れなどこちらの情報をわかりやすく提供した上で、「主治医として、どのようなことを心配しているか」について、具体的に伝えたほうがよかったかもしれません。

研修医　なるほど。確かに精神科の先生からすると、情報提供書だけ依頼されても、何を求められているかがよくわからない場合、表面的な内容にならざるを得ませんよね。反省です……。

井上　もう1つ、受付の人から先生にうまく伝わるとは限りませんよね。

伝言ゲームにならないよう、できれば電話口で直接精神科の先生とやりとりをするのがよいと思います。

研修医　よくわかりました！

　48歳女性。腹痛を繰り返していたため精査が行われ、大腸がんの診断にて手術目的で入院となった。入院時、持参薬に精神科の薬が複数あったため、かかりつけの精神科クリニックの受付に電話をしたところ、精神科主治医は診察中だったが、空いた時間に折り返していただくよう依頼した。30分後、精神科主治医から電話があったため、「今回、患者にとって思いがけず大腸がんが見つかり、ずいぶんショックを受けていること」「週明けに手術を予定しており、術後3日間は絶飲食で薬も飲めないこと」「経鼻胃管の挿入予定はないが、点滴のルートは使えること」などを伝えた上で、「最近の精神状態はどうだったのか？」「入院中かかわる上で気をつけるべきことは？」「もし不安が強くなった時は、どのように対処すればよいのか？」「薬が飲めない期間はどうすればよいのか？　中止のままでよいのか？　それとも、代替薬があるのか？」など、具体的に尋ねたところ、精神科主治医は「スタッフの方々がご心配されていることがよくわかりました。それらについて、今日の診察が終わったらすぐに情報提供書を書いて、FAXをするようにしますね」と話した。

【文献】
1) 山口恵, 大柳貴恵, 馬場華奈己, ほか. 当院肝胆膵外科手術患者におけるせん妄の認知度調査. 第29回日本総合病院精神医学会総会.
2) 井上真一郎. せん妄診療実践マニュアル　改訂新版：羊土社；2022. p62.
3) 井上真一郎. 外来・病棟で役立つ！　不眠診療ミニマムエッセンス：中外医学社；2021. p78-92.
4) 成瀬暢也. 厄介で関わりたくないアルコール依存症患者とどうかかわるか：中外医学社；2023. p74.

1ページでわかる！精神疾患のエッセンス5

☆精神疾患をもつ患者さんが、もし一般病棟に入院したら？

⑤ 摂食障害　＊思春期・青年期の女性に好発

> **＜一般病棟のスタッフが知っておきたいポイント＞**
> - 摂食障害と診断されている患者でも、腫れ物に触るような対応をしない。血液検査が深刻な結果ならそのことを明確に伝え、患者に危機感をもってもらうことが重要である。
> - 精神科での治療がメインと思われがちだが、精神症状の改善には体重の回復が必要不可欠であるため、「身体のために栄養を摂ることが必要」ということを繰り返し伝える。
> - リフィーディング症候群（長期飢餓→急な高カロリー投与→多臓器不全→死亡）を避けるため、投与カロリーは少なめから開始し、定期的に血中リン濃度を確認する必要がある。場合によってはリンを補充する。

摂食障害（神経性やせ症（拒食症））の特徴

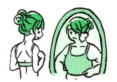

- 低体重
- 肥満恐怖／やせ願望
- ボディイメージのゆがみ（激やせしていても「太っている」と確信）
- やせるために、拒食、自己誘発性嘔吐、下剤や利尿剤の不適切な使用など
- 飢餓状態になると、身体は「省エネ」モードに　→甲状腺機能が低下し、低体温、徐脈などをきたす
- 無月経、骨粗しょう症、貧血、低血圧、電解質異常、肝障害、脱水、低血糖など、さまざまな身体症状をきたすことから、救急病棟や一般病棟に入院することが多い

治療は心身両面から

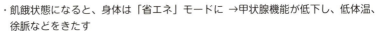

- 隠れて食事を捨てたり、自ら吐いたり、診察を拒否したりするため、スタッフは「治す気がない」などと考えてしまいがちだが、摂食障害は脳の病気である。
- 患者は、一日中食事や体型のことばかり考えてしまうなど、実は大いに苦しんでいる。
- 患者が感じているつらさに共感を示すとともに、体重の回復を目指した身体的治療を並行して行う必要がある。
- 「自分の体を大事にしてほしい」ことを根気強く伝えるのが重要。

索引

欧文・数字

2 質問法 ･･･････････････････････････ 84, 85
6 秒間 ････････････････････････････････ 53
BPSD ･･･････････････････････････ 16, 58
D 言葉 ･･･････････････････････････････ 52
PNP ･･･････････････････････････････ 90
TALK の原則 ･･･････････････････ 93, 94

あ

アルツハイマー型認知症 ･･････････････････ 57
安心感 ･････････････････････････ 78, 81
息継ぎ ････････････････････････････････ 64
意識障害 ･･････････････････････････････ 67
一般化 ･･････････････････････････ 49, 94
うつ病 ･････････････････････････ 84, 85
オープン・クエスチョン ･･･････････････ 10, 11

か

鏡 ･････････････････････････････････ 61
緩和ケア研修会 ･･････････････････ 8, 145
聴く ･･･････････････････････････････ 2, 3
北風と太陽 ･･････････････････････････ 142
境界性パーソナリティ障害 ･････････････ 30
共感 ･･････････････････････････････ 5, 6
クローズド・クエスチョン ･･･････ 4, 9, 109
減酒 ･･････････････････････････････ 152

さ

視覚優位 · 70, 136

自殺の計画性 · 97

シロクマ実験 · 104

心理的視野狭窄 · 87, 89

スピーチロック · 22, 23

躁状態 · 63, 64

た

注意障害 · 67

「ちょっとごめんなさい」法 · · · · · · · · · · · · · · · · · · 65

ディエスカレーション · 48

低活動型せん妄 · 113

低刺激 · 136

丁寧にわかりやすく · 137

適応障害 · 85

動画 · 125, 132

同感 · 6

取り繕い · 57, 109

は

パーソナルスペース · 47

ハームリダクション · 152

場合わせ応答 · 57, 109

徘徊 · 17

発達障害 · 26, 38, 54, 70

伴走者 · 32

パンフレット · · · · · · · · · · · · · · 124, 125, 130, 131, 132

否定も肯定もしない · 77

氷山モデル・・ 19
不眠・・・12, 13
振り子モデル・・・・・・・・・・・・・・・・・・・・・・・・・・・・・・・・・・・・・ 95
ボクシング・・・・・・・・・・・・・・・・・・・・・・・・・・・・・・・・・・・・・・ 146

ま

慢性疼痛・・ 33

や

ユーモア・・ 36

ら

レジリエンス・・・・・・・・・・・・・・・・・・・・・・・・・・・・・・・・・・・・・ 32

著者プロフィール

井上 真一郎（いのうえ しんいちろう）

新見公立大学 健康科学部 看護学科 教授

2001年岡山大学医学部卒業，岡山大学病院，高岡病院，下司病院，香川労災病院などを経て，2009年に岡山大学病院へ赴任，院内で精神科リエゾンチームを立ち上げた．2023年から現職．

専門分野：リエゾン精神医学，サイコオンコロジー（精神腫瘍学），産業精神医学
著書：『せん妄診療実践マニュアル　改訂新版』（羊土社），『外来・病棟で役立つ！　不眠診療ミニマムエッセンス』（中外医学社），『勝手にせん妄検定　厳選問題50』（中外医学社），『しくじり症例から学ぶ精神科の薬　病棟で自信がもてる適切な薬の使い方を精神科エキスパートが教えます』（羊土社），『一般病棟でよくある認知症患者さんの悩ましい言動の評価と対応をリエゾン精神科医がもれなく教えます』（羊土社）など多数．

研修医ほか すべての医療従事者が知っておきたい！
ビフォー・アフターでわかる　医療現場のコミュニケーション
精神症状をもつ患者に出会ったら

2025年4月15日　　第1版第1刷 ©

著者 ……………　井上 真一郎　INOUE, Shinichirou
発行者 …………　宇山閑文
発行所 …………　株式会社金芳堂
　　　　　　　　　〒606-8425 京都市左京区鹿ケ谷西寺ノ前町34番地
　　　　　　　　　振替　01030-1-15605
　　　　　　　　　電話　075-751-1111（代）
　　　　　　　　　https://www.kinpodo-pub.co.jp/
デザイン・イラスト 梅山よし
制作 ……………　広研印刷株式会社
印刷・製本……　シナノ書籍印刷株式会社

落丁・乱丁本は直接小社へお送りください．お取替え致します．

Printed in Japan
ISBN978-4-7653-2045-0

JCOPY ＜(社)出版者著作権管理機構 委託出版物＞
本書の無断複写は著作権法上での例外を除き禁じられています．複写される場合は，そのつど事前に，(社)出版者著作権管理機構（電話 03-5244-5088，FAX 03-5244-5089，e-mail：info@jcopy.or.jp）の許諾を得てください．

●本書のコピー，スキャン，デジタル化等の無断複製は著作権法上での例外を除き禁じられています．本書を代行業者等の第三者に依頼してスキャンやデジタル化することは，たとえ個人や家庭内の利用でも著作権法違反です．